Ik en mijn Klinefelter

Grootletter boek

Geschreven door:
Romano Sandee

Inhoudsopgave

Voorwoord

Op het moment dat ik te horen kreeg dat ik het syndroom van Klinefelter had, had ik zoveel vragen die bij mij speelden. Welke invloed zal het op mij hebben, op relaties, vrienden en familie. "Je kunt geen kinderen meer krijgen." Wordt er per definitie bij gezegd door de gynaecoloog. Ik ben in een diep dal gevallen en moest weer omhoog krabbelen, veelal op eigen kracht, maar ik heb waar het kon hulp gevraagd en gekregen. Desondanks is het syndroom van Klinefelter een syndroom wat in veel gevallen pas wordt ontdekt wanneer partners samen hun kinderwens willen vervullen en dit maar niet wil. Als single jongeman is er geen enkel vergelijkingsmateriaal. Je vindt wel een aantal Nederlandstalige websites, die een verhaal vertellen, maar als je echt op zoek gaat naar een boek waarin alles verteld wordt, vind je die niet zo snel.

Vooral op sociaal- en relationeel gebied is er weinig informatie te vinden over het syndroom van Klinefelter. Ondanks dat het syndroom bij 1á 2 op de 1000 mannen voorkomt, is hier toch heel weinig informatie over te vinden. Ik miste veel informatie op het moment dat ik de diagnose kreeg. Daarom besloot ik mijn verhaal, van het begin tot het eind op te schrijven. Waar het einde precies was, was van tevoren niet bekend. Dat was afhankelijk van hoe mijn weg zou gaan lopen. Uiteindelijk is het een aardig dik boek geworden, dat mijn verhaal vertelt, hoe ik met mijn syndroom van Klinefelter omga. Het is een boek geworden dat niet alleen mijn eigen verhaal vertelt, maar daarnaast ook objectieve informatie en tips geeft. Het boek heeft mijzelf geconfronteerd met wie ik ben en ik heb me letterlijk bloot gegeven om te vertellen wat ik ervoer, hoe ik mij voelde, maar ook om informatie te krijgen over zaken die tot dusver onbekend zijn.

Informatie over seksualiteit en relaties waren niet te vinden, zelfs niet bij de patiëntenvereniging die mannen met het syndroom van Klinefelter vertegenwoordigt. Daardoor was het moeilijk om dergelijke informatie te verkrijgen. Uiteindelijk heb ik een enquête gehouden onder jonge vrouwen tussen de 18 en 35 jaar om een indicatie te krijgen over deze onderwerpen. Ook heb ik verschillende ex-vriendinnen gevraagd mee te werken aan dit boek. Sommigen wilden dat wel, anderen weer niet. Al met al is het een behoorlijk naslagwerk geworden over het syndroom van Klinefelter, waar ik alle onderdelen heb meegenomen die ik ben tegengekomen. Van hoe de diagnose tot stand is gekomen tot aan de verschillende aandoeningen die er eventueel uit voort kunnen vloeien. Ook is de behandeling met verschillende testosteronmedicatie uitvoerig meegenomen. Ook hebben veel Klinefelter-mannen last van gynaecomastie ofwel: borstvorming bij mannen. Het kan een keuze zijn om dit te laten verwijderen bij een plastische chirurg. Ook daarover vind je informatie in dit boek.

Communicatie is iets wat bij een aandoening heel belangrijk is. Veel mensen zullen je niet begrijpen wanneer je alleen vertelt dat je het syndroom van Klinefelter hebt. Het is dus van belang dat je dingen uitlegt. Dit boek is niet alleen handig om het zelf te vertellen, maar kan ook ondersteunend zijn als je graag je naasten of geliefde wil vertellen wat het syndroom van Klinefelter is en wat dit voor jou betekent. Want hoe vertel je nu eigenlijk dat je het syndroom van Klinefelter hebt? En hoe zorg je ervoor dat iemand anders kan begrijpen en invoelen wat jij bedoelt?

Tenslotte bevat een deel van dit boek informatie over hoe je eventueel een kinderwens kunt vervullen. Als Klinefelter-man ben je per definitie onvruchtbaar, maar dit betekent niet dat er geen kinderwens is. Daarom is er met zorg gekeken naar de mogelijkheden die je nog hebt. Werken met kinderen, adoptie, pleegzorg of via een spermadonor toch kinderen krijgen met je vrouw? Het zijn een paar wegen die je kunt bewandelen om toch je kinderwens te vervullen.

Dit boek is in een andere stijl geschreven dan je gewend bent. Meerdere mensen vonden het een rare stijl op het moment dat ze dit boek als proef hebben gelezen waarin ik mijn 3^e persoon, alsof ik even uit mijn eigen persoon stapte, afwisselde met mijn eigen ik, wat raar. Ik heb deze stijl gebruikt om zo naast het schrijven over mijn eigen emoties en gedrag, ook vanaf buitenaf naar de situatie te kunnen kijken en daardoor een eigen reflectie te kunnen zien. Daarnaast wissel ik het af door jouw als lezer aan te spreken om je mee te nemen in het verhaal. De hoofdstukken worden afgewisseld met mijn eigen ervaring en objectieve informatie die betrekking hebben over wat ik op dat moment heb meegemaakt.

Ik hoop dat mensen door dit boek meer begrip krijgen wat het syndroom van Klinefelter voor een man inhoudt. Daarnaast kan het fijn zijn om te kunnen lezen hoe ik dit heb ervaren en wellicht helpt het een ander verder in het proces.

Uiteindelijk ben je niet de aandoening Klinefelter, maar heb je het syndroom van Klinefelter. Het is een onderdeel van jou, maar het hoort jouw leven niet te beheersen!

Jeugd en tienerjaren

Ik ben geboren op 14 april 1988, in het Universitair Medisch Centrum te Groningen. Om 12.39 uur kwam ik op aarde. Van de eerste jaren van mijn jeugd kan ik eigenlijk maar weinig herinneren. Eigenlijk beginnen de herinneringen die ik heb vanaf mijn 5^e/6^e levensjaar. Hiermee gelijk stond dat ik rond deze leeftijd ook een bollere toet kreeg, die ik daarvoor nog niet zo had gehad. Ik kreeg eigenlijk steeds meer overgewicht en daarmee werd mijn jeugd ook gelijk een stuk lastiger. Ik werd dan al snel als dikkerdje van de klas gezien en ik werd dan ook snel het mikpunt van pesterijen. Op dat moment zat ik nog op de basisschool in Groningen. Doordat docenten niet ingrepen werd het min of meer getolereerd dat ik werd gepest. Daarom besloten mijn ouders om na groep 5 van de basisschool te verhuizen naar een andere wijk in Groningen, waar ik op een andere basisschool terechtkwam. Een wezenlijk verschil en een plek waar ik mijzelf als Romano kon ontwikkelen en opbloeien. Eigenlijk kwam ook daar weer mijn overgewicht ter sprake en heb ik voor het eerst echt gelijnd, maar niet voor het laatst. Als ik terugkijk op mijn jeugd draait mijn jeugd en mijn leven vooral om mijn gewicht en daarmee mijn gezondheid. Al snel ontplooide ik in groep 6 ook andere activiteiten, ik kon het namelijk altijd goed vinden met mensen die ouder waren. Zo ontstonden initiatieven als het "Greenteam", een jeugdige afdeling voor Greenpeace waar ik tussen mijn 10^e en 12^e levensjaar veel mee bezig was. Al met al bezigheden waar een jongen van die leeftijd zich niet zo snel mee bezig zou houden. Al liep ik fysiek gezien wel wat achter op andere kinderen. Daarom besloten mijn ouders en ik om op mijn 13^e toch naar het ziekenhuis te gaan. Met name omdat ik voor mijn leeftijd wat kleiner was, en mijn geslachtsdelen nog niet zo waren ontwikkeld. Ook het feit dat ik borstvorming, dus secundaire geslachtskenmerken, kreeg baarde mij toen zorgen.

In het ziekenhuis zijn verschillende onderzoeken gedaan, waaronder bloedonderzoek en een röntgenfoto van mijn hand.

Na enkele weken kreeg ik de uitslag. De hormonen waren goed. Door het overgewicht wat ik toen had maakte ik mogelijk wat meer oestrogeen aan waardoor borstvorming zich ontwikkelde. Ook mijn handfoto zag er goed uit en de diagnose luidde niet meer dan "verlaat in de puberteit".

Inmiddels zat ik in de brugklas en vanaf toen is het met ups en downs gegaan. Met name mijn gewicht en de daardoor ontstaande borstvorming heeft mij toch wel heel erg geraakt in de puberteit. Het is toch een belangrijke periode waarin je tot ontdekking komt wie en wat je bent. Ik heb met regelmaat in die periode ook wel getwijfeld over mijn geaardheid; ben ik nu heteroseksueel, biseksueel, homoseksueel? Immers, ik herkende me niet zo goed in jongens van mijn

7

leeftijd die zich meer en meer interesseerden in vrouwelijke rondingen, zoenen en seks. Ja, ik was verlaat in de puberteit, dat was te merken, maar zo duidelijk dat je eraan gaat twijfelen? Dat was dan blijkbaar zo. Met mijn overgewicht ging het eigenlijk ook alle kanten uit. Met name dat de borstvorming zich uitbreidde tot een B-cup op mijn 15^e was een dieptepunt. Vooral omdat menig leeftijdgenoot het leuk vond er aan te zitten, gewoon voor de lol. Of erin te knijpen. Daarom besloot ik op mijn 16^e dat het genoeg was. Ik was het zat om het dikkerdje te zijn en ging naar de diëtiste. In februari 2005 besloot ik mijn eetpatroon radicaal te wijzigen. Uiteindelijk met succes. In ongeveer zes maanden tijd verloor ik maarliefst 40 kilo! Het was ook niet geheel onnodig, zo bleek uit het eerste gesprek met de diëtiste. Ze vertelde me als ik er op dat moment niets aan zou doen, ik mogelijk binnen vijf jaar suikerziekte zou hebben. Er was dus wel degelijk een noodzaak om af te vallen. Achteraf vraag ik me af of deze diagnose of voorspelling was gebaseerd op mijn borstvorming, maar dat is een beetje lastig om te achterhalen.

Naast het gewicht dat ik verloren ben in dat half jaar, verloor ik ook andere dingen. Zo moest er na afloop mijn galblaas worden verwijderd omdat er galstenen in zaten door het snelle afvallen. Achteraf vermoedelijk omdat mijn lichaam het niet kon bijbenen om zich zo snel aan te passen aan de hoeveelheid te verteren vetzuren. Waarschijnlijk is het lichaam op het oude niveau blijven werken met als gevolg dat er een overproductie was en dat daardoor galstenen zijn ontstaan.
Wel won ik zelfvertrouwen. Nu was ik niet meer dat dikkerdje dat weinig kon in de beleving van mijn zelfbeeld, maar was ik "normaal". Hoewel, normaal heb ik me nooit gevoeld aangezien ik altijd wel met andere dingen bezig was dan mijn gemiddelde leeftijdsgenootjes. Van politiek bewuste acties tot gesprekken met andere volwassenen die veel meer wijsheid hadden dan het alleen maar te hebben over meisjes en verkering.

Op mijn 17^e kreeg ik voor het eerst een relatie met een meisje, Heleen. Eigenlijk merkte ik toen pas dat ik echt interesse te had voor meisjes en met haar heb ik alles voor het eerst gedeeld. Heleen zorgde ervoor dat mijn leven wat meer gevormd werd. Een belangrijk proces over wie ik ben en hoe ik in mijn seksualiteit stond. Eigenlijk de grootste bevestiging dat ik toch wel echt hetero was. Ook was ik niet zo bezig met jongens, alleen met vergelijken. Maar achteraf gezien snap ik dat dit meer kwam door mijn eigen onzekerheid en niet zozeer door mijn seksuele geaardheid. Ik had echte gevoelens voor Heleen en voelde me seksueel ook tot haar aangetrokken. Ik was dus écht hetero. Dat kon niet anders. Met Heleen had ik een relatief korte relatie van een half jaar, maar ondanks dat voelde het voor mij toch dusdanig serieus dat het mij een identiteit gaf. Een identiteit waarin ik als heteroseksueel persoon leef. En dan maar wel borstvorming – wat na het afvallen nooit is weggegaan – ik ben toch wel echt een man. Na de relatie met Heleen, begon ik eigenlijk aan een soort van bucketlist. Dingen die ik graag in mijn leven wilde doen en wilde behalen. Op mijn 18^e startte ik mijn eerste bedrijf. Als gewichtsconsulent hielp ik gezonde mensen met te veel gewicht om af te vallen. Eigenlijk kwam dat niet zo van de grond, daarom besloot ik op mijn 20^e dit in te ruilen voor massage. Dit liep wel weer goed. Helaas botste ik met regelmaat op tegen het feit dat ik weinig spierkracht kon ontwikkelen. Simpelweg omdat het lichaam dat niet wilde. Nu is sporten ook nooit mijn grootste hobby geweest. Daarom besloot ik vooral met mijn lichaamsgewicht te werken en dat werkte goed. Ook langere tijden achterelkaar masseren was geen enkel probleem, want op 5 juni 2010 vestigde ik het wereldrecord massage waarbij ik 24 uur achtereen stoelmassages gaf.

Ook heb ik na mijn 18^e als testpersoon meegedaan met medicatieonderzoek. Eigenlijk uit nieuwsgierigheid wat erachter zit. Je leest zo vaak de advertenties in de krant, dus waarom niet? Je wordt van tevoren goed geïnformeerd, doorloopt een traject van medische keuringen en uiteindelijk hoor je of je mag meedoen. Of niet, afhankelijk van de uitslag. Vervolgens krijg je of een echt medicijn of een placebo en ben je gedurende een bepaalde periode in een kliniek aanwezig. Op de dag van de medicatie heb je vaak een prikdag. Dit is een dag waarop in een bepaalde frequentie bloed wordt afgenomen. Op één prikdag werd een kleine 30 buisjes bloed afgenomen. Er wordt gelukkig niet elke keer geprikt, maar je krijgt dan een zogenaamde canule. Dit is een soort infuus, maar dan om bloed uit de aderen te tappen.

De weg naar de diagnose

In juni 2011 dacht ik mij aan te melden als zaaddonor. In eerste instantie omdat ik wel nieuwsgierig was. In tweede instantie omdat je op deze manier weer mensen kunt gaan helpen. Voordat ik me definitief heb aangemeld, heb ik eerst informatie opgezocht via het internet. Zo belandde ik bij de patiëntenvereniging Freya in de chatbox. Freya richt zich op stellen met vruchtbaarheidsproblemen en bestaat vooral uit vrouwelijke leden. De chatbox wordt begeleid door een vrijwilligers met veel ervaring op het gebied van onvruchtbaarheid waardoor je goede antwoorden krijgt en daarnaast contact krijgt met veel ervaringsdeskundigen die al langer proberen een kind te verwekken. Ik werd werkelijk waar als held ontvangen. Velen meldden dat er "gelukkig nog jonge mensen zijn die zich vrijwillig willen inzetten voor de wensen van anderen". Het gaf mij een ontzettend goed gevoel en ik besloot mij aan te melden als zaaddonor bij het Universitair Medisch Centrum Groningen. Dit gebeurde telefonisch. Nadat ik me telefonisch had aangemeld, kreeg ik na een paar dagen een telefoontje terug. Hierna werd een vragenlijst met mij doorgenomen en werd er een proefsample gevraagd. In juli was het zover. Ik met goede moed naar de spermabank, of zoals ze dat in het ziekenhuis zo mooi noemen: de cryobank. Sperma moet aldaar worden geproduceerd in een speciale kamer. Nadat het sperma is geproduceerd, gaat het naar het lab waarbij ze verschillende zaken onderzoeken. In eerste instantie wordt de zwembaarheid van je zaadcellen getest. Vervolgens wordt het ingevroren en na afloop kijken ze of de visjes nog steeds voldoende zwemmen. Alleen dan zou het kunnen worden gebruikt bij IVF behandelingen. Na drie weken zou ik worden gebeld met de uitslag van deze onderzoeken door de laboratoriumassistente. Echter het telefoontje kwam eerder dan verwacht, namelijk al na 2 dagen. En ik had niet de assistente, maar de gynaecoloog aan de telefoon. Deze deed de mededeling dat er geen enkele levende zaadcel in het sperma aanwezig was en dat hij daar graag meer onderzoek naar wilde doen. Verslagen als ik was op dat moment, heb ik toegestemd en opgehangen. Eigenlijk besef je het niet meteen, maar een week of 2 later had ik een instortmoment. Ik besefte dat ik geen kinderen kon krijgen. De oorspronkelijke afspraak met de gynaecoloog was gepland in september. Gelukkig was het mogelijk dit naar voren te schuiven in augustus. Ik kon daar in eerste instantie wat vragen stellen, maar de antwoorden waren natuurlijk nog vaag. Er was nog geen enkel nader onderzoek geweest. Enkel was duidelijk dat er geen enkele zaadcel in het sperma te bekennen was en werden verschillende dingen als mogelijkheidoorzaken aangegeven. In het meest positieve geval was het een probleem met het hormoon testosteron en kon via toediening van testosteron worden bekeken of daarna weer zaadcellen werden aangemaakt. Een ander probleem kon met de chromosomen te maken hebben. Dat ik er wat pafferig uitzie zou kunnen liggen aan de testosteron, dus daar dacht de gynaecoloog als eerste aan. In augustus is een aantal buisjes bloed afgenomen en dan begint het eigenlijk pas: het ellenlange wachten. De duur van een chromosoomonderzoek is namelijk zo'n 3 maanden en dit zijn ook de meest frustrerende maanden omdat je totaal niet weet wat er aan de hand is, wat er nog meer achter weg kan komen. Want wie weet komen ze spontaan achter nog meer ontdekkingen? Je weet het natuurlijk nooit. Gelukkig was na 6 weken al de helft van de uitslag binnen. Maar met de helft kon ik nog steeds weinig. Daaruit bleek dat de hormoonhuishouding op orde is en dat er voldoende testosteron aanwezig is. Het wachten was nog op de andere helft van de uitslag. En die uitslag kwam sneller dan gepland.

Op 18 oktober 2011 moest ik verschijnen op het spreekuur van de gynaecoloog. Ik kneep hem eigenlijk wel, want ik had een uitnodigingsbrief gekregen en geen telefoontje. Bij een brief heb ik altijd zoiets, dat zal wel minder goed nieuws zijn. Zo gezegd, zo gedaan. Op 18 oktober zat ik bij de gynaecoloog samen met mijn ouders. Hij begon eigenlijk vrij direct met het slechte nieuws, dat ik een chromosoomafwijking heb. In plaats van 46 xy-chromosomen heb ik 47 xxy-chromosomen. Mijn testosteron was inderdaad aan de lage kant met een waarde van 16, wat normaal bij een man tussen de 12 en 25 moet schommelen. Al met al was de naam van dit verschijnsel het syndroom van Klinefelter.

Nog geen idee wat het syndroom allemaal inhield, kreeg ik meteen de vraag of ik verwezen wil worden naar een maatschappelijk werker en de endocrinoloog. De endocrinoloog kon bekijken of ik wel voldoende testosteron aanmaakte. Wanneer dit niet het geval is kan dit leiden tot vroegtijdige ontwikkeling van botontkalking. Uiteindelijk ben ik naar huis gegaan en heb ik het vooral veel informatie opgezocht op internet. Dan merk je dat lang niet alle kenmerken met jou overeenkomen. Echter is de diagnose duidelijk: ik heb het syndroom van Klinefelter. Behandeling: onbehandelbaar.

En die twee klappen zijn erg groot en hebben veel impact op het leven.

Het syndroom van Klinefelter

Naar schatting heeft 1 á 2 per 1000 mannen het syndroom van Klinefelter en komt ook alleen bij mannen voor. Het is een schatting omdat niet bij iedereen het syndroom is vastgesteld. Voor de diagnose is namelijk een chromosoomonderzoek nodig wanneer iemand al geboren is. In sommige gevallen wordt het tijdens de zwangerschap al door vruchtwaterpunctie vastgesteld. De symptomen zijn erg divers en daardoor niet altijd direct vast te stellen.

Normale mannen zonder het syndroom van Klinefelter hebben 46 chromosomen, waarvan twee geslachtsbepalend: een X- chromosoom wat voor het vrouwelijke geslacht staat en een Y-chromosoom wat voor het mannelijk geslacht staat.

Chromosomen bij het syndroom van Klinefelter

Een man met het syndroom van Klinefelter heeft extra vrouwelijke chromosomen. Dit kunnen verschillende varianten zijn waarbij 80% van de Klinefelters de meest eenvoudige variant heeft: de 47 XXY-chromosomen. Daarnaast zijn de varianten van 48 XXXY- of 49 XXXXY- chromosomen. Daarnaast is het mogelijk dat de man zowel gewone 46 XY-chromosomen heeft als 47 XXY-chromosomen. In dit geval noemen ze dit Klinerfeltermozaïek.

Oorzaak

De oorzaak van het syndroom van Klinefelter kan niet bij één van de ouders worden gelegd. Bij het extra X-chromosoom wordt een kans van 50% gerekend dat het bij de vader vandaan komt. Maar het kan ook net zo goed voor 50% van de moeder komen. Daarnaast word gesteld dat de kans op een kind met Klinefelter hoger is wanneer de ouders op latere leeftijd kinderen krijgen.

Wanneer de man de mozaïekvariant heeft dan is het extra X-chromosoom altijd afkomstig van de moeder. Er heeft namelijk een normale bevruchting plaatsgevonden waarbij de cel al het X-chromosoom van de moeder en het Y-chromosoom van de vader gekregen. Na de bevruchting gaat een X-chromosoom als het ware in de fout waardoor er een dubbel X-chromosoom ontstaat in sommige cellen. Hierdoor ontstaat de mozaïekvariant van het Klinefeltersyndroom.

Het syndroom van Klinefelter is niet erfelijk bepaald. Immers, iemand met het syndroom van Klinefelter is per definitie onvruchtbaar.

Wanneer de man de mozaïekvariant van het syndroom van Klinefelter heeft, kan hij nog wel vruchtbaar zijn. Deze man beschikt dan wel over normale cellen. Vruchtbaarheidsonderzoek moet dan uitwijzen of de man vruchtbaar is of niet.

Symptomen

De symptomen van het syndroom van Klinefelter hoeven afzonderlijk van elkaar niet tot deze diagnose te leiden. Tezamen kunnen deze best een leidraad geven tot de diagnose. Echter, je hoeft lang niet altijd alle symptomen te hebben, waardoor je er niet per definitie op vroegtijdige leeftijd erachter kunt komen of je het syndroom van Klinefelter hebt. Zo kunnen veel Klinefelters dikwijls een gewone intelligentie hebben waardoor ze niet anders overkomen dan anderen.

In verschillende levensfases zijn er verschillende symptomen, die ik hierna zal behandelen.

Baby- en kleuterfase:
- Vertraagde psychomotorische ontwikkeling
- Vertraagde taalontwikkeling
- Gemiddeld later lopen
- Meer slaap dan andere jongens van dezelfde leeftijd
- Minder spierkracht en sneller vermoeid, hierdoor geeft de jongen de voorkeur aan rustige spelletjes
- Vaak zijn ze op zichzelf; een beetje verlegen en teruggetrokken
- Ze zijn vaak erg inschikkelijk en laten makkelijk een ander de baas spelen.

Kinderfase:
- Taal- en spraakstoornissen
- Moeite om gedachten en emoties onder woorden te brengen
- Struikelen gemakkelijk over hun eigen woorden
- Bij het vertellen herinneren ze zich bepaalde dingen niet meer goed
- Concentratiegebrek
- Energiegebrek
- Driftbuien door frustratie

Puberteit:
- Minder baardgroei
- Klein blijvende testikels
- Enige mate van borstvorming
- Graag op zichzelf willen zijn
- Doorgaans een lichtere stem, niet echt een baard in de keel krijgen
- Tekort aan testosteron

Volwassenen:
- Verhoudingsgewijs lange armen en benen
- Minder spiermassa
- Minder lichaamsbeharing van de baardgroei, snor en borsthaar
- Snelle vermoeidheid en concentratieverlies
- Graag op zichzelf willen zijn
- Tekort aan testosteron

Het is echter belangrijk om op te merken dat er met de intelligentie van Klinefelters niets mis is. Vaak is een taalkundige achterstand aanwezig, terwijl de rekenkundige inzichten op normaal niveau functioneren. Er kunnen uitzonderingen zijn, maar over het algemeen is te zeggen dat de invloed van het syndroom op de intelligentie minimaal is. Wel is kenmerkend dat veel Klinefelters een slecht kortetermijngeheugen hebben. Bijvoorbeeld dingen die net zijn gebeurd, kunnen ze zich niet direct het volgende moment herinneren. Zo kan het zijn dat je iets in de keuken wilt gaan pakken en dat je op het moment dat je in de keuken staat niet meer weet wat je ook al weer wilde doen. Dit is kenmerkend aan Klinefelter. Daarentegen is de lange termijngeheugen wel weer goed ontwikkeld.

Gevolgen
Het syndroom van Klinefelter kent helaas ook enkele gevolgen en mogelijkheden voor andere aandoeningen. Naast dat Klinefelters over het

algemeen kleine testikels hebben, heeft een groot deel van de mannen met Klinefelter ook last van borstvorming. Dit is naar schatting bij ongeveer een derde deel van alle mannen met Klinefelter het geval. Hiervan vindt 10 tot 33 procent de borstvorming hinderlijk. Dit kan door plastische chirurgie worden verwijderd.

Daarnaast komt een aantal ziekten vaker voor bij Klinefelters:
- Tekort aan schildklierhormonen
- Diabetes type II
- Een groter dan normale pulparuimte tussen de tanden (dit is de ruimte tussen elke individuele tand)
- SLE (Systemische Lupus Erythematodes), een auto-immuunziekte
- Kiemceltumoren
- Borstkanker (gelijk aan de kans bij vrouwen, echter dit is 50 × meer kans ten opzichte van normale mannen)
- Longziekten zoals chronische bronchitis
- Spataderen

Wanneer Klinefelters niet worden behandeld en er langdurig een tekort aan testosteron aanwezig is, hebben zij meer kans op botontkalking. Later in dit boek is een hoofdstuk gewijd aan osteoporose: de medische term voor botontkalking.

Behandeling

In principe is er geen enkele therapie om de symptomen van het syndroom van Klinefelter te verminderen of het syndroom te genezen. Dit maakt het syndroom van Klinefelter een chronische aandoening. Wel kan door het toedienen van testosteron het leven aangenamer worden gemaakt en kunnen latere gevolgen verminderen.

Ik en mijn Klinefelter

Als ik dan terugkijk naar mijn kinderjaren en mijn tienerjaren, dan vraag ik me af waarom ik het niet eerder heb geweten? Met name omdat ik al op mijn 13^e voor borstvorming en dergelijke in het ziekenhuis was geweest. Waarom weet ik pas 10 jaar na dit bezoek dat ik dit syndroom heb en waarom is nu pas het ontdekt? Waarom is destijds niet direct een chromosoomonderzoek gedaan toen zich de eerste tekenen zich voordeden en waarom is er eigenlijk nooit een nacontrole geweest? Na de diagnose speelden deze vragen direct in mijn hoofd. Vooral de vragen en de machteloosheid spelen hierin op. In één klap word je in het diepste putje getrokken. Lager dan het laagste en je zit met zoveel vragen waarop geen antwoord is of kan komen.

In een gesprek met mijn huisarts vlak na de diagnose heb ik ook deze vragen aan hem gesteld. Hij vertelde mij dat hij er zelf nooit aan had gedacht, puur vanwege het feit dat hij maar een paar mannen in zijn praktijk heeft waarvan hij weet dat ze het syndroom van Klinefelter hebben. Daarnaast had ik indertijd ook overgewicht en is het vrij logisch dat iemand met overgewicht ook borstvorming heeft. Tevens komt het syndroom voor bij 1 á 2 per 1000 mannen. In eerste instantie lijkt het een veelvoorkomend syndroom, maar draai het eens om naar voorbeelden die het tastbaarder maken. Op een gemiddelde basisschool zitten tegenwoordig tussen de 400 en 500 kinderen, laten we zeggen dat ongeveer de helft uit jongens zal bestaan. Dat betekent dat er misschien maar 1 jongen is met het syndroom. Of op het voortgezet onderwijs, waar je op een school zit met misschien 1000 leerlingen, waar ook misschien maar 1 jongen rondloopt met hetzelfde als jij. Zet eens 1000 mannen op een rijtje en jij bent enige met het Klinefeltersyndroom. Dan kun je zeggen dat het misschien veelvoorkomend is, maar aan de andere kant, als jij nog 999 mensen om je heen hebt die het niet hebben, dan voelt dat absoluut niet zo. Bedenkend dat er in Ahoy Rotterdam wel 30.000 mensen passen, zou jij misschien 1 van de 30 mensen zijn die het syndroom van Klinefelter heeft. Zoek ze maar eens op tussen al die mensen, dat lukt je amper tot niet. En dat maakt je dan bijzonder klein.

Het eerste wat bij mij eigenlijk gebeurde na het gesprek met mijn gynaecoloog in het ziekenhuis was dat ik verslagen was. Een verslagenheid die best lang heeft geduurd en eigenlijk pas na een week of twee na afloop tot je doordringt. Je identiteit die je hebt gevormd gedurende je puberteit valt ineens in het niets. De ideeën over je leven, over je toekomst, het idee van huisje, boompje, beestje, het valt allemaal in die eindeloos diepe put. De vraag wie je zelf bent, weet je gewoon even niet meer. Gedurende je hele leven word je eigenlijk geprogrammeerd hoe je latere leven eruit zal komen te zien. Dat begint eigenlijk al vanaf kleins af aan, wanneer je nog met je wasco krijtjes een tekening maakt en verteld wordt dat je "later een groot kunstenaar wordt" of "als je later groot bent en kindjes krijgt". Je ontwikkelt een bepaald karakter dat je basis wordt. In de puberteit wordt dit eigenlijk nog sterker. Je gaat je eigen identiteit verder ontwikkelen. In de biologielessen word aandacht geschonken aan seksualiteit en bij maatschappijleer leer je meer over relaties. Je begint te dromen en je begint je levenspad uit te stippelen. Rond mijn 16^e levensjaar had ik een idee welke kant ik op wilde, ik wilde graag een gezin. Een leuke vrouw, een kat en een stel kinderen. Je ontwikkelt de interesse voor relaties, met meisjes in mijn geval. Je gaat dromen over hoe het later zal zijn, met het meisje uit je dromen, met de kinderen en hoe je die gaat opvoeden. Wat zijn eigenlijk leuke namen en dat soort dingen, die nog eens extra versterkt worden op het moment dat je daadwerkelijk een vriendin krijgt. Het pad van het leven noemde ooit iemand dat tegen mij. Ik heb geen idee meer wie het was, maar het klopt wel. We belopen allemaal een pad en van tevoren bedenk je voor jezelf een ideaal pad. Daaruit kies je na je middelbare school je opleidingen, wat wil je worden "later als je groot bent", wat voor werk wil je graag doen, wat wil je graag leren. Dat behoort allemaal tot je zelfbedachte pad. En op het moment dat je de diagnose Klinefelter krijgt, is het pad definitief opengebroken en staat er een groot bord met verboden toegang in de tuin. Althans, zo visualiseerde ik me dat dan.

Het voelt letterlijk alsof je identiteit instort. Alles wie je bent of wat je ooit bedacht had valt in duizenden puzzelstukjes uit elkaar en je gaat zoeken, zoeken naar wie jij ook alweer bent. En in welke mate je zelf Klinefelter hebt. Je leest de informatie, zoals ook in het vorige hoofdstuk en je gaat alles evalueren; heb ik dat ooit gedaan? Ik heb mijn moeder gevraagd hoe ik vroeger was. En vooral of ze ook symptomen van vroeger in mij herkende.

Volgens mijn ouders was ik in veel opzichten te vroeg in mijn ontwikkeling. Als ze nagaan over de taal en motorische ontwikkeling was ik te vroeg. Ook met lopen was ik vanuit het gemiddelde een jaar te vroeg op de benen. En mijn slaap ten opzichte van andere baby's en kinderen was niet anders.

Wel gaf ik voorkeur aan rustiger spelletjes, wat kan duiden op snellere vermoeidheid, was ik liever op mezelf en was ik inschikkelijk als het gaat om andere de baas te laten spelen. Ook was ik op jonge leeftijd al graag op mezelf en dat heb ik eigenlijk gedurende mijn hele leven ook zo behouden.

In de kinderfase was ik volgens mijn ouders ook niet anders dan andere kinderen. Als ik het lijstje benoem bij mijn moeder moet ze erom lachen. "Nee, zo ben jij nooit geweest." voegt ze eraan toe. Volgens mijn moeder ben ik juist altijd duidelijk geweest over hoe ik mij voelde, struikelde ik niet over mijn eigen woorden, herinnerde ik juist dingen wel goed en had ik geen last van energiegebrek, concentratiegebrek of driftbuien. Dus ook in die periode was eigenlijk niet op te merken dat ik mogelijk het syndroom van Klinefelter zou hebben. En dat je graag op jezelf bent of graag rustige spelletjes speelt, dat zijn eigenschappen die eigenlijk ook bij iemands karakter kan behoren. Daarom kun je niet je lijstje afgaan en zeggen; "Oh, hij speelt rustig en is graag op zichzelf. Eureka, mijn kind heeft het syndroom van Klinefelter." Dat werkt natuurlijk niet zo. Juist wanneer alles samen zou hangen en je alle symptomen ook zou hebben, zou je het in je kinderfase kunnen ontdekken. Dan merk je ook eerder denkt dat het niet helemaal klopt, het is niet normaal voor een kind om die verschillende symptomen te hebben en dan zal je ook eerder naar een (huis)arts gaan om het erover te hebben. Dan zou het syndroom van Klinefelter waarschijnlijk eerder aan het licht komen.

Ook mijn oma, die voor het grootste gedeelte van mijn jeugd dichtbij mij heeft gewoond en waar ik vaak was, geeft hetzelfde beeld voor zover ze zich dat kan herinneren. Juist vond ze altijd dat ik al op jonge leeftijd verschillende puzzeltjes aan het maken was. En ik had juist voor heel veel dingen interesse, waardoor je niet zou kunnen spreken van mogelijk concentratiegebrek. Ik ben dus vanuit verschillende mensen en referentiekaders als een normaal kind beschouwd, waardoor mijn naasten geen vermoeden hebben gehad dat mogelijk zou kunnen leiden tot het vermoeden van het syndroom van Klinefelter.

Als ik kijk naar mijn tienerjaren, dan heb ik eigenlijk altijd wel gevoeld dat ik anders was dan anderen, dat is eigenlijk altijd al zo geweest. Ik heb ook wel eens op de basisschool gedacht of ik niet toevallig in het verkeerde lichaam was geboren. Achteraf gezien geen gek idee als je bedenkt dat je eigenlijk een vrouwelijk chromosoom extra hebt gekregen. Ook op de basisschool hield ik me al bezig met dingen die eigenlijk wat meer volwassen zaken. Zoals dat ik bezig was met politiek. Daardoor was ik ook vaker op mezelf. Echter zie je dat dan wel in de symptomen staan van Klinefelter, maar heeft het natuurlijk net zo goed iets te maken met mijn eigen karakter. Wel kreeg ik vanaf mijn tienerjaren meer borstvorming. Dit kon in eerste instantie ook niet geheel aan het syndroom van Klinefelter te wijten zijn, immers had ik ook tot mijn 16^e fors overgewicht en was het ook vanuit dat logisch dat er borstvorming ontwikkeld werd. Omdat op mijn 13^e in het ziekenhuis ook werd verteld door de arts dat ik door het overgewicht meer vrouwelijke hormonen aanmaakte (oestrogeen) maakte ik daar uit op dat ik daardoor een niet al te zware stem ontwikkelde.

18

Achteraf, is dat dus wel iets wat direct terug te leiden is op het syndroom van Klinefelter.

Gezien vanuit het feit dat ik nu volwassen ben, is het inderdaad te zien dat ik minder spiermassa heb. Ondanks dat ik veel ben afgevallen, heb ik eigenlijk altijd wat extra pondjes gehad met daarmee natuurlijk nog de borstvorming. Ook lichaamsbeharing heb ik niet echt. Gemiddeld zou ik eens per twee á drie weken mijn snor of baardgroei moeten scheren en qua borsthaar komt er af en toe en verdwaald haartje doorzetten. Ook heb ik nog steeds borstontwikkeling, wat niet is afgenomen ondanks het afvallen, en ben ik nog steeds graag op mezelf. Dat is eigenlijk onveranderd gebleven.

Maar al deze dingen zouden niet per definitie kunnen komen door Klinefelter, op het moment dat je niet weet dat je het syndroom hebt. Overgewicht speelt namelijk ook een grote rol in mijn leven wat ook bij de symptomen kan horen, of gewoon jezelf als persoon. Daardoor is het ook lastig om van tevoren vast te stellen of iemand met het syndroom van Klinefelter, en met name de 47 XXY-variant, daadwerkelijk heeft. Echter schijnt intelligentie minder te worden wanneer je meer extra X-chromosomen hebt, dus wanneer je bijvoorbeeld 48 XXXY- of 49 XXXXY-chromosomen hebt. Hierdoor ontwikkel je mogelijk ook meer en andere symptomen waardoor ik denk dat je eerder tot ontdekking kunt komen. Echter is dat maar bij 20% van de Klinefelters het geval. Deze varianten komen voor in het hoogste geval bij gemiddeld 1 op de 2500 mannen tot 1 op de 5000 mannen. Ik kan me dan ook voorstellen dat een arts niet denkt in zo'n geval: dat zou het syndroom van Klinefelter kunnen zijn. Zelf zal ik het ongetwijfeld gaan onderzoeken.

Toeval

Eigenlijk kun je wel stellen dat het syndroom van Klinefelter nu bij mij bij toeval is ontdekt. Doordat ik de intentie had om iets van mij af te staan voor een ander en daarmee anderen te helpen hun kinderwens te laten vervullen. Nu was het helaas alleen zo dat er blijkbaar geen zaadcellen in mijn sperma zitten en is men er eigenlijk bij toeval achter gekomen dat ik het syndroom van Klinefelter heb. Maar ik besef gelijktijdig ook dat er nog heel veel mensen rondlopen die eigenlijk gewoon niet weten dat ze deze aandoening hebben. Als je kijkt naar mijn levensstijl is het ook niet heel raar. Voorheen stond ik volop in het leven en ook door het feit dat ik me seksueel aangetrokken voelde tot anderen, ga je er ook niet vanuit dat je onvruchtbaar zou kunnen zijn. Dat is natuurlijk ook gelijk 180 graden omdraaien van denken dat je "later" kinderen kunt krijgen en nu alvast mensen helpen omdat je toch al de productie hebt en dan moet je uiteindelijk eigenlijk zelf geholpen worden. Dat is de omgekeerde wereld. Voor hetzelfde geld was ik er pas achter gekomen op het moment dat ik al een vaste relatie had gehad met een vrouw en na jarenlang proberen om kinderen te krijgen. En dan wanneer het almaar niet lukt, zo kan ik me voorstellen met de nodige frustratie, je alsnog het nieuws krijgt: je hebt Klinefelter. In geen van de situaties is dat natuurlijk leuk, maar in mijn beleving is het wel anders. Vooral de leeftijd waarop je het hoort is wat mij betreft toch anders en dat is voor mij ook met name de reden geweest om dit boek te gaan schrijven. Zoals in het voorwoord ook beschreven staat, dat ik literatuur miste voor mijn leeftijd. Daarom hoop ik jongeren door middel van dit boek enkele handvatten te geven door te vertellen hoe ik met de diagnose ben omgegaan en daarnaast informatie krijgen die je helpen om te leren gaan met het syndroom van Klinefelter, want dat is niet de meest gemakkelijke opgave.

Moment van diagnose

Veel mensen in mijn omgeving of mensen die ik hierover spreek vragen allemaal hetzelfde: "Zou je het eerder hebben willen weten?". Of ze vragen het omgekeerde: "Had je het pas later willen weten?". Hierdoor ga je eigenlijk afvragen wat het juiste moment zou zijn geweest om te weten te komen dat je het syndroom van Klinefelter hebt. Elk moment heeft zijn voor- en nadelen en op elk moment dat je het hoort is het gewoon een bitter harde diagnose. Bepaalde dingen vallen op hun plaats, andere dingen roepen weer vragen op. Aan de ene kant zou ik het juist graag voor mijn puberteit willen weten. Of in ieder geval 10 jaar geleden, toen het ook al onderzocht werd in het ziekenhuis. Toen was het moment er eigenlijk al voor. Dan stel je je anders op in je puberteit, ga je niet zo bezig met het feit dat je een kinderwens ontwikkelt en bovenal leer je er beter mee leven denk ik. Juist omdat je in de puberteit het idee vormt hoe je als volwassene zult ontwikkelen. Maar aan de andere kant kan ik mezelf afvragen of ik het wel had getrokken als ik het toen al wist. Had het me iets anders gebracht dan wie ik nu ben of juist niet?

Wat natuurlijk ook in mijn hoofd speelt is, hoe het was geweest als ik pas in de toekomst had geweten dat ik het syndroom van Klinefelter heb? Dan stel ik me voor dat ik al samenwoon met een vrouw en al jarenlang probeer om zwanger te raken. Wanneer dat alsmaar niet lukt komt dit een relatie ook niet ten goede. Frustraties die dan om de hoek komen kijken omdat het niet lukt. Of dat de vrouw op het moment dat ze erachter komt een grote kinderwens heeft en je gedag zegt. Immers vrouwen hebben een tikkende klok tot welke leeftijd ze kinderen kunnen krijgen.

Als ik nu een potentiële vriendin tegenkom, dan weet ik van tevoren dat ik zelf geen kinderen kan krijgen. Dat kan ook een voordeel zijn; je hebt geen jarenlange frustraties en weet je min of meer waar je aan toe bent wat betreft kinderen. Echter is altijd de vraag, wanneer vertel je nu zo iets? Misschien vindt de vrouw het wel helemaal niet erg dat je onvruchtbaar bent. Er zijn natuurlijk steeds meer vrouwen die meer voor hen carrière gaan en waarbij kinderen krijgen hedendaags geen vanzelfsprekende opgave meer is. Eigenlijk is het tegennatuurlijk, maar als je kijkt hoe de maatschappij zich ontwikkelt, zit daar wel iets in.

Eigenlijk kom je dan tot de conclusie dat het moment waarop je het hoort niet veel uitmaakt. Hoe je het wendt of keert; het blijft een hele vervelende diagnose die je mee moet nemen in je leven, die je een plekje moet geven. Ik visualiseer me dan zo mijn levenspad, een pad waar je regelmatig verschillende kruispunten langsloopt en waar je aldoor rechtdoor kunt gaan of waar je bewust een keer kiest om links- of rechtsaf te slaan. Aan het pad is nu op de richting rechtdoor een groot bord geplaatst met "verboden toegang" met daarachter plaatjes van je ongeboren kind, de wensen en de dromen die daar omheen hangen. Je hebt vervolgens wel twee opties om een ander pad te kiezen op dat kruispunt, op een donker plekje van dit levenspad. Je kunt linksaf slaan of rechtsaf slaan. De paden met elk hun eigen vraagtekens, die nog vaag zijn en waarvan je niet weet wat het je gaat brengen. Een dichte mist trekt over zowel het pad dat naar links als dat naar rechts gaat. Welk pad ik nu ga volgen weet ik nog niet. Ik sta stil op het kruispunt en twijfel: links- of rechtsaf? In dit boek kijk ik samen met jullie terug op mijn leven tot nu toe en zal jullie meenemen in mijn proces van het verwerken van de diagnose en daarmee handvatten te geven met mijn eigen ervaring.

Ik neem jullie eigenlijk mee in mijn eigen rouwproces. Als jongere die midden in het leven staat, om andere jonge mensen in een soortgelijke situatie in ieder geval te laten weten dat je niet de enige bent. Ik besef me heel goed dat er, naast mezelf, nog veel jonge mensen zijn die met dit syndroom te maken hebben. Maar er ontbreekt vooral iets: informatie voor jongeren met Klinefelter. Dingen waar je middenin staat, zitten grote vraagtekens aan. Hoe ga je om met deze nieuwe situatie? Je wordt vroeg wijs gemaakt omdat je moet gaan nadenken over dingen die je normaal pas in een latere levensfase zou meemaken. En hoe ga je met jezelf om met betrekking tot seksualiteit, relaties, vriendschappen en familie? Allen zijn in mijn beleving essentieel om mijn Klinefelter een plekje in mijn leven te geven. Het verlies en de rouw die je hierin doormaakt.

Maar ik kan je alvast beloven dat ik je in dit boek zoveel mogelijk meeneem in mijn verwerkingsproces tot het moment dat ik vind dat het boek klaar is en dat ik mijn weg heb gekozen met alle drempels die ik meemaak. Vanaf dat moment is wat mij betreft ook de tijd rijp dat je voor jezelf je eigen weg gaat kiezen. Als je dat dan nog niet hebt gedaan kun je naar aanleiding van mijn verhaal alsnog een keuze maken. Mijn leven gaat door en het jouwe ook. Het is alleen nog de vraag hoe en ik neem je graag mee in de zoektocht naar het antwoord op die vraag.

Mijn ik is dood

Op 18 oktober 2011 kreeg ik de diagnose van de gynaecoloog. Hij begon te vertellen dat er een extra X-chromosoom in elke cel van mijn lichaam zit, het syndroom van Klinefelter. Op het moment van het vertellen, gebeurde er iets heel raars met mij. Althans, of het raar is, is maar de vraag, maar het voelde alsof Romano langzaam afstierf. Ik stelde nog de vraag "Is het echt niet te behandelen? Kan er echt niets aan worden gedaan?" De arts schudde langzaam zijn hoofd en moest me teleurstellen. De gynaecoloog kon niets meer voor mij betekenen. Dit was het einde van zijn kunde, het einde van wat er nog gedaan kon worden. De woorden van de arts werden lege woorden, de inhoud deed er niet meer zo toe. Op het moment van afscheid, toen ik de arts en in dit geval ook nog een co-assistente een handje gaf om gedag te zeggen, was ik er niet meer. De woorden dat ik altijd kan bellen zijn aardig bedoeld, maar in werkelijkheid kan ik er niets meer mee. Het eindstation is bereikt. Het einde van de Romano. Samen met mijn ouders ging ik naar buiten en zelf ging ik dan weer zelfstandig naar mijn eigen huis. Ik was dood van binnen, totaal van de kaart. Ik had nog zo gehoopt dat het "maar" een testosteronprobleempje was. Even wat pilletjes slikken en klaar is Romano. Nee, dit is definitief! Geen mini Romano's die op de wereld gezet kunnen worden. Thuis aangekomen besefte ik wat er was gebeurd. De tranen van verdriet gingen over mijn wangen. Ik kon me niet langer inhouden. De emoties die maandenlang onderdrukt waren, omdat er toch geen definitieve zekerheid was van het chromosomenonderzoek kwamen nu pas los. Emoties van verdriet, maar vooral ook van onmacht. Iets in mijn leven waar ik totaal niets aan kon of kan doen, de controle kwijt zijn over hoe ik mijn leven had willen inrichten, waar ik over droomde... Alles, maar dan ook alles was weg. Ik voelde de vloer onder mij wegzakken en belande in het donkerste deel van de aarde. De diepste put en de vraag: maar hoe kom ik er weer uit?

Even later belde mijn moeder me nog op. Of ik misschien dan toch bij hen kwam eten, want thuis treuren levert ook niets op. Dat is zeker waar. Het is zeker belangrijk om je verhaal kwijt te kunnen en dat miste ik ook aansluitend aan het ziekenhuisbezoek. Waarom stond er nou niet iemand om me op te vangen? Waarom werd het nieuws gewoon verteld? Is het nu zo lastig om misschien een paar dagen na de diagnose even te bellen met de vraag hoe het met je gaat? Nee, je moet het allemaal zelf doen. Al heb je veel mensen die je op hun manier willen helpen met een pasklaar antwoord, met name leeftijdgenoten hebben geen besef van wat het nu eigenlijk betekent. Zij zeggen snel "Ja, maar het is niet het einde van de wereld... Er zijn nog opties." En dan beginnen ze tal van opties op te noemen. Een van de eerste dingen die ik hoorde is dat je nog altijd kon gaan adopteren of "gewoon" een vriendin zoeken met kinderen, dan is het probleem ook opgelost in hun ogen. Echter is dat in mijn beleving niet het grootste probleem. Dat je geen kinderen kunt krijgen is een gevolg van het syndroom van Klinefelter, dat is absolute zekerheid, maar is niet wat je wilt horen op dat moment. Dat is ook niet wat het zwaarste is, maar het moment dat je eigen identiteit instort en het levenspad wat je wilde behandelen doodloopt. Je moet je nieuwe route gaan uitvinden. Ik stel mezelf dan verschillende levensvragen over wie ik ben en wat ik wil.

De innerlijke ik is dood en sterft langzaam af, ruim twee weken heb ik niet anders gedaan dan in een steile neerdalende vicieuze cirkel zitten. Een relatief korte periode zou je zeggen, maar wel een intense. Je bent er elke dag weer mee bezig, je staat ermee op en je gaat er piekerend mee naar bed. Elke dag weer en dan duren twee weken heel lang. Ik wist niet goed meer wat ik moest voelen, eigenlijk het enige wat ik voelde is plat gezegd een kut-gevoel wat in mijn ogen meer richting depressiviteit ging. De gevoelens kon ik ook niet uitschakelen en ik begon eigenlijk vooral te malen. Elke avond en nacht opnieuw. Ik ging daarom zo laat mogelijk naar bed en kwam laat mijn bed weer uit. Puur om mezelf uit te putten om ervoor te zorgen dat ik voor het slapen gaan niet al te lang kon piekeren, dat ik me geen zorgen hoefde te maken of ik de dag erna het nog wel ging halen. Ik had al hulp gevraagd tijdens het gesprek met de gynaecoloog maar het duurde maar en duurde maar voor dit op gang kwam. Gevoelsmatig duurde de periode van 2 weken wel bijna 2 maanden. Een periode waarin je aan je lot wordt overgelaten. Na 2 weken trok ik het eigenlijk gewoon niet meer, zat in een dusdanig diepe put dat omhoog zwemmen niet veel zin meer had. Op een nacht zat ik weer eens in een nachtelijke maalsessie waarin verschillende gedachten de revue passeerden. Wat zou ik wel moeten doen, wat zou ik niet moeten doen en de vraag wat ik nog zou moeten doen op deze aardbol. Heeft mijn leven op deze aardbol nog wel zin? Ik maalde verder over hoe ik dan eventueel mijn leven zou willen beëindigen. Ik had al bedacht dat ik veel dingen niet in huis had en dat een verwarmingspijp mijn gewicht niet kon dragen. Op dat moment knapte er ook iets anders bij mij. Simpelweg het gevoel dat dat te ver gaat. Mijn gedachten gingen langs de mensen waarvan ik houd. Mijn ouders, mijn moeder die ik er verschrikkelijk veel pijn mee zou doen, mijn opa's en oma's, die mij eigenlijk horen te overleven en niet te vergeten mijn directe vrienden.

De knop ging om, ik wilde die gedachten niet hebben. Vanaf dat moment erkende ik dat ik me kut voelde. Mijn emoties, mijn verdriet, ik kon het niet langer inhouden;. Er moest iets gebeuren en snel. Opnieuw heb ik het ziekenhuis gebeld, want ik zou een maatschappelijk werker krijgen die ik na 2 weken nog steeds niet had gezien. Ik kon over 10 dagen terecht. Het kon niet eerder, omdat ze het te druk had. "Te druk?" vroeg ik haar nog enigszins boos, gevolgd door "Misschien ben ik wel niet meer op deze aardkloot over 10 dagen. Ik zeg toch dat ik nu hulp nodig heb!" Ze verwees me door naar de huisarts, waar ik het volgende een gesprek heb gehad, waarbij ik mijn verschillende gedachten even op een rijtje kreeg. Even verschillende gedachten parkeren op een leeg plekje in het hoofd. Het gaf me de rust die in mijn hoofd op dat moment nodig had.

> **Tip**:
> Vind je het lastig om je emoties uit te drukken? Schrijf ze op. Wil je ze graag delen? Dan kun je dit doen via een blog of een brief naar de personen die jij op de hoogte wilt stellen.

Het was maar van korte duur. In de dagen erna ging het vooral in een rollercoaster door het leven, waarbij een goede vriendin, Chantal, me regelmatig even kwam steunen. Ik had het nodig. Iemand die zonder een oordeel of, nog slechter, zonder een oplossing een gesprek kon voeren. Iemand die kon luisteren en waarbij ik, als ik wilde, ook niets hoefde te zeggen en gewoon de warmte van een knuffel mocht ontvangen. En als ik het nodig heb, kan ik Chantal bellen. Als iemand vraagt wat hij of zij voor je kan betekenen, zou ik niets concreets kunnen bedenken. Met name omdat tegenwoordig de meeste contacten via de digitale weg gaan, is op die wijze niet veel te bedenken. Behalve keer op keer jouw verhaal aanhoren, door te vragen en in te laten zien wat je nu werkelijk voelt, je eigen gevoel weer terugvinden. Het meeste heb je aan je contacten die fysiek bij je staan. Althans, deze mensen betekenen voor mij het meest. Even de warmte, de knuffel en de liefde van iemand ervaren. Geen woorden hoeven zeggen, maar wel de troost vinden van mijn verdriet. Want vooral veel verdriet gaat er na de diagnose door mij heen. Chantal was de persoon die dit voor mij kon betekenen. Mijn moeder of oma waren dit eigenlijk niet. Ik weet niet goed waarom, maar zij waren meer de gesprekspartners om erover te praten. En als ik dan niet wilde praten, maar gewoon voelen en warmte krijgen, dan was daar Chantal. Ik denk eigenlijk dat het ook te maken heeft met een stukje bescherming. Mijn moeder en oma kennen mij natuurlijk al mijn hele leven en kunnen aanvoelen wat ik voel zonder al te veel woorden. Het is een soort afweermechanisme dan wel voorkomen dat ik ze pijn doe met mijn eigen emoties . Al lezen ze dit boekwerk natuurlijk wel en lezen ze het alsnog. Toch maakt het een verschil op het moment dat ik het daadwerkelijk moet vertellen.

In de nabije weken ben ik eigenlijk verder heel open geweest naar mensen toe. In veel informatie over Klinefelter staat bijvoorbeeld aan wie je het wel of niet kunt vertellen, of hoe je dat doet. Eigenlijk is dat voor iedereen verschillend. Zelf kan ik het heel mooi en klinisch vertellen in het begin en ontbreekt de emotie erbij. Dat schijnt volgens de verschillende hulpverleners die ik heb gezien helemaal niet zo raar te zijn, immers ben je in een soort shockfase waarbij je vooral verbijsterd en verslagen bent. Je had dit immers niet verwacht. Tenminste, ik niet. Later krijg je die emotie wel weer terug, maar duurt het even voordat je shockfase voorbij is. In mijn eigen karakter ben ik zelf altijd heel open,dus had ik niet veel moeite om te vertellen wat er met mij aan de hand was. Ook al was dat maar een klinische boodschap, mijn directe omgeving was er dan wel van op de hoogte en daardoor wisten ze goed wat ze op dat moment wel of niet aan mij hadden. En dat is wel zo prettig aangezien je misschien wel net iets anders dan anders kunt reageren op wat mensen zeggen bijvoorbeeld. Of dat je stemming sneller omslaat want zoals ik al zei; het is echt een rollercoaster. En dat heeft dan niet altijd met de ander te maken, vandaar dat het juist goed is om de ander hierop voor te bereiden. En mijn mening is dat je dan beter kunt vertellen wat er aan de hand is. Al schrikken sommigen er wel van. Ze zien namelijk een jong iemand voor zich, die daarentegen toch definitief (negatief) nieuws brengt. Iedereen wordt namelijk vanaf jongs af aan verteld over "als je later kinderen hebt" of dat kinderen krijgen heel normaal is. Maar op het moment dat het niet mogelijk is, dan is het afwijkend. Zeker wanneer je dat op een jonge leeftijd van, in mijn geval, 23 hoort dan is dat een schok voor mensen. En ik kan ze hierin ook geen ongelijk geven. Omdat het een schok _is_, weten mensen niet goed hoe ze moeten reageren. Mijn directe omgeving bestaat vooral uit jonge mensen. Kinderen krijgen is al helemaal iets waar relatief weinig jongeren zich op die leeftijd mee bezighouden. Velen zitten nog op school of studeren nog. Anderen zijn nog flink aan het feesten in verschillende kroegen en kinderen krijgen hoort daar niet bij. De belevingswereld van een jongere is dan nog heel anders en mensen willen van hen vooral horen dat het goed met ze gaat. Al mag het soms wel even minder gaan, moet het het liefste snel weer goed gaan.

Reacties van mensen zijn heel divers. Sommigen weten gewoon niet goed wat ze moeten zeggen en houden het in een korte reactie op "oké" of iets dergelijks. Andere mensen gaan gelijk oplossingen voor je bedenken en bagatelliseren het daar eigenlijk mee. Zo hoorde ik iemand binnen een week nadat ik de diagnose kreeg zeggen dat het niet het einde van de wereld is en er nog altijd mogelijkheden zijn. Zoals dat ik dan wel kinderen kon gaan adopteren. Of via een zaaddonor alsnog zelf kinderen kon krijgen of dat ik anders maar een vrouw moest gaan zoeken met kinderen. Wat dan de gemakkelijkste optie was. Die reacties schoten bij mij echt in het verkeerde keelgat en in mijn beleving is dat het meest achterlijke wat iemand kan zeggen op het moment dat je een diagnose krijgt die invloed op de rest van je leven en je levenswensen heeft. Die jouw levenspad doorkruist en je een nieuw pad doet laten kiezen. De mensen die een oplossing in de zin van adoptie hebben gegeven, kregen ook absoluut de wind van voren. Daar ben je op dat moment nog lang niet aan toe. Je moet een dergelijk (voor mij dan) groot verlies eerst verwerken. Je zegt toch ook niet wanneer iemands huisdier is overleden "weet je wat, we kopen wel een nieuwe voor je?" Dat maakt het verlies namelijk niet minder.

Ook het antwoord "Ok" kun je na de diagnose niet veel mee en het is ook jammer wanneer mensen een dergelijk antwoord geven.

> **Voorbeeld om het te vertellen:**
> "Ik heb het syndroom van Klinefelter. Dit betekent dat ik per cel een extra vrouwelijke bouwsteen (chromosoom) heb. Een normale man heeft 46 bouwstenen. Waarbij één bouwsteen mannelijk is (het Y-chromosoom) en één bouwsteen vrouwelijk (het X-chromosoom). In mijn geval heb ik twee vrouwelijke bouwstenen en één mannelijke bouwsteen. Daardoor is het bijvoorbeeld bij mij niet mogelijk om ooit kinderen te krijgen en maak ik minder testosteron aan dan andere mannen. Hier krijg ik medicatie voor."

Op het moment dat ik het vertelde aan mensen, zeker kort na de diagnose, wilde ik er gewoon graag over praten. Het is een vorm van verwerking die heel belangrijk is. Een bagatelliserende of nietszeggende reactie is dan heel jammer. Juist omdat ik dat niet voor ogen had. Ik had graag gewild dat men wat menselijker reageerde op dat moment. Dat ze doorvroegen wat ik dan voelde, waarom en hoe het kwam. Of in ieder geval interesse tonen wanneer ze niet weten wat het is door te vragen wat het is en wat het kan betekenen. Dan had ik graag in een eenvoudige wijze willen vertellen wat het precies inhoudt en dan had ik het mede aan de hand daarvan weer een stukje verwerken. Juist dat je het vertelt in jip-en-janneketaal is van belang. Immers, het syndroom van Klinefelter is erg omvangrijk, maar ook nog onbekend voor mensen die er niet mee van doen hebben. Als je vertelt dat je suikerziekte hebt of kanker; begrijpt ieder willekeurig persoon wat je zegt, maar als je Klinefelter hebt, moet je dat toch nader uitleggen.

Nadat ik twee weken na afloop van mijn "depressie" (om het zo maar te noemen) aan de bel heb getrokken, is de tijd wat sneller gegaan. Al lijkt het allemaal erg lang te duren. Het lijkt alsof ik al eeuwen wist dat ik Klinefelter heb, terwijl het op dat moment juist nog erg vers was. Ik merkte dat er ook steeds meer emoties bij loskwamen. Dat kon ook niet anders, anders had ik daar geen depressie van gekregen. Als ik het alleen maar klinisch kon vertellen, had ik niet het verdriet kunnen ervaren wat ik ervoer. Al snel kwam ik bij de eerste maatschappelijk werker terecht, waar ik een gesprek had. Met een beetje een naar onderbuikgevoel ging ik naar dat gesprek toe. Immers, ze had het druk en daardoor voelde ik me al een beetje een nummertje wat moest worden afgewerkt. Op het moment dat ik daar zat, was het ook niet zoals ik het had gewild. Ik zocht op dat moment echt een oprechte gesprekspartner en bij de eerste maatschappelijk werker herkende ik direct de gesprekstechnieken die ik ook in mijn eigen opleidingen heb gehad. En dan gaat het niet werken. De vrouw, die al dik in de 50 was denk ik, was naar mijn idee ook erg overdreven, met name in haar gezichtsuitdrukkingen.

Op een bepaald moment was ik al niet meer echt bezig met de inhoud van het gesprek, maar zat ik me alleen maar te ergeren aan de gesprekstechnieken en haalde ik in mijn hoofd dat ze wellicht het maatschappelijk werk erbij deed, maar normaal gesproken bij zieke kinderen op bezoek gaat als cliniclown. En helemaal dat ze mijn gesprek zat te spiegelen hielp voor mij ook niet mee. (dit is een techniek om met net andere woorden eigenlijk hetzelfde te zeggen, maar relatief weinig toe te laten voegen) Af en toe vroeg ze wel wat, maar in mijn beleving was dat alleen maar om het gesprek een andere wending te geven zodat het nog wat leek. Nee, dat werd hem niet voor mij en dat heb ik ook aangegeven. Waarna ik een verwijzing kreeg voor een collega op de afdeling endocrinologie.

> **Tip:**
> Heb je geen goed gevoel bij jouw hulpverlener, vraag dan om een andere. Als voor jou de juiste hulp niet geboden kan worden, dan heeft de hulp geen zin.

Ik heb haar direct gebeld en kwam ze al een stuk spontaner over dan de andere dame, wat voor mij al veel fijner aanvoelde. Toen ik de afspraak met haar had, bleek dat in de gesprekken niet anders te zijn. Tegenover mij zat een jongere vrouw (ik schat haar rond de 30) en ze was naar mijn idee veel menselijker en niet zo overdreven in haar mimiek. Ze vroeg goed door en praatte als mens in plaats van te zitten spiegelen. Uiteindelijk leek het ons samen beter om ook nog te gaan praten met een psycholoog, waar ik dan later een gesprek mee zou hebben. Ze legde mij uit dat haar functie namelijk meer is om mij sociaal wenselijk te laten functioneren in de maatschappij, terwijl een psycholoog meer kijkt naar hoe ik ben en me goed te laten voelen in mijn eigen persoonlijkheid en identiteit. Of beter gezegd: die mij laat onderzoeken wat mijn eigen persoonlijkheid is en me dat op een juiste manier laat inzien. Ik denk overigens ook niet dat het verstandig was geweest als deze maatschappelijk werker mij had geholpen. Niet zozeer omdat ze haar werk niet goed doet, maar omdat ze in mijn ogen ietwat te aantrekkelijk was waardoor ik wat terughoudender ben in het geven van de informatie. Ik zou dan zeggen: ik blijf dan toch een man.

De maandag erna had ik een afspraak bij de endocrinoloog. Ik had deze afspraak pas 's middags en dan duurt zo'n dag lang. Met name omdat het moment vanaf het opstaan tot de afspraak zo lang duurt en het toch wel het spannend is. In eerste instantie liep het al uit. Dat is eigenlijk een goed teken als een arts uitloopt. Dat betekent dat de arts de tijd voor je neemt en je niet het gevoel krijgt dat je het zoveelste nummertje bent. Althans, dat gevoel heb ik dan altijd.

De afdeling endocrinologie binnen het ziekenhuis houdt zich bezig met stofwisselingen binnen het lichaam, waaronder de hormoonhuishouding. In het Klein geneeskundig woordenboek staat endocrinologie omschreven als: "De kennis van de functie en functiestoornissen van de klieren en inwendige secretie." Het gaat dus om stoornissen die betrekking hebben tot de klieren en de afscheidingen die ze hebben. Dit is een vrij breed begrip. Dit kan zowel gaan om bijvoorbeeld maagsappen, alsmede zaad.

Tijdens de afspraak kwamen verschillende zaken aan de orde. Het was een eerste afspraak dus vooral kennismaking stond centraal en wederom een lichamelijk onderzoek. Ik vertrouw trouwens nooit meer de opmerking van een arts dat hij mij alleen even wil zien. Ik heb altijd geleerd dat zien met je ogen gebeurt en niet met je handen. De arts zei je te willen zien, bedoelde hij dat hij ook wil voelen. Al heb ik intussen er wel genoeg van dat die artsen aan mijn ballen moeten voelen. Ik snap niet dat het niet even geregistreerd word. Ondanks dat er geen zaadcellen aanwezig zijn, is het wel gevoelig. Gelukkig waren het wel mannelijke artsen die zich dat kunnen voorstellen, maar toch, het is weer iemand anders. Hopelijk is dit de laatste keer, maar ik gok er haast op dat het niet het geval is. Ook werd er weer aan het borstweefsel gevoeld dat ik door de jaren heen heb ontwikkeld. Gek genoeg is het toch allemaal wel gevoelig. Ook spraken we over baard- en snorgroei, dat is summier bij mij. Gemiddeld hoef ik me nu maar eens per week, anderhalf week te scheren voor mijn snorharen en voor mijn baardgroei zal het al vaak zijn als ik eens per twee weken doe. Dus dat is erg weinig. Daarom zou het goed zijn om extra testosteron toegediend te krijgen. Hij legde verschillende opties uit waaruit ik kon kiezen. Voorheen waren er pleisters voor toevoeging van testosteron, maar deze zijn al van de markt gehaald dus geen optie meer. Ook tabletten zijn niet echt een optie volgens mijn endocrinoloog, omdat die niet altijd goed worden opgenomen en daarnaast ook een extra aanslag op de lever zijn. Daardoor bleven er eigenlijk twee opties over.

Ik zou testosteron kunnen krijgen door injecties of via gel. Echter, de injecties had ik van tevoren al afgeschreven. Bij de injectie krijg je een "testosterondepot" voor twee tot drie weken. Dit houdt in dat je aan het begin een soort van overdosis testosteron in je bloed hebt en daarna weer afneemt. Het tweede wat ik niet zag zitten is dat deze injectie moet plaatsvinden in de bilspier of de spieren aan de achterzijde van het been. Ik vind veel goed qua injecties, maar er wordt niets in mijn spieren gespoten! Zeker niet als ik gezonde spieren bezit. Op het moment dat er een vloeistof in de spieren word gespoten, is het in mijn beleving niet natuurlijk en daarnaast ook nog eens niet nodig. Er zijn immers gels en tabletten verkrijgbaar. Het toedienen van een injectie in een gezonde spier is voor mij een beleving alsof ik letterlijk drugs in mijn lichaam moet spuiten en dan helemaal controle kwijtraak. De testosteroninjecties vielen dus voor mij in ieder geval af.

De andere optie, via een gel, was een optie waar ik van tevoren al over had nagedacht. Ondanks dat daar bijwerkingen aan kunnen zitten, zoals bij elk medicijn, vind ik het toch een fijner gevoel dat ik het smeer en dat het geleidelijker in de bloedbaan opgenomen kan worden. Daarnaast ontstaat er dan ook niet gelijk een hoge testosteronpiek in het bloed wat in dat opzicht ook weer beter is voor het lichaam. De gel zit in een zakje waarvan je de inhoud je afwisselend op je bovenarmen of op de buik moet smeren, elke ochtend als je wakker wordt. Daarnaast zou ik nog een verwijzing krijgen voor een kennismakingsgesprek met een plastisch chirurg, om het overtollige borstweefsel weg te laten halen. Mits dat door de verzekering vergoed wordt natuurlijk, want ik heb niet het kapitaal achter de hand om dit te laten doen. Nee, ik hoop toch echt dat het wel wordt vergoed vanuit de basisverzekering. Maar dat zal ik later in dit boek nog wel beschrijven.

Ik heb uiteindelijk gekozen voor de gel. Na afloop van de afspraak kreeg ik een recept mee om te beginnen met hormoontherapie, zoals de arts dat zo mooi vertelde. Wel moest ik nog even snel langs de afdeling radiologie voor een röntgenfoto om te kunnen zien of ik al voldoende ben uitgegroeid en bloed laten afnemen om een 0-waarde te prikken alvorens ik met de medicatie aan de slag kon. Uiteindelijk ben ik zo'n twee uur in het ziekenhuis geweest voor deze onderzoeken. Pas na een week of acht hoefde ik terug te komen. Omdat we erg laat uit het ziekenhuis kwamen heb ik de volgende dag de testosterongel, genaamd Androgel van 50 ml, opgehaald. Even de bijwerkingen van tevoren gelezen en natuurlijk de gebruiksaanwijzing. Dit product kan een positieve dopingtest uitwijzen, daar wordt voor gewaarschuwd. Als ik een topsporter was geweest, zou het dus eerst nog overlegd moeten worden met een sportarts. Gelukkig is dat bij mij niet het geval en dat is weer een zorg minder. Maar er zijn wel andere bijwerkingen die vaak voorkomen als huidirritaties en acne. Aangezien deze medicatie op de huid wordt aangebracht komt dit op mij niet zo raar over. Voor de rest staan er gevolgen bij als haaruitval van het hoofd, hoofdpijn, stemmingswisselingen en juist weer haargroei elders op het lichaam. Al is dat laatste misschien ook wel de bedoeling in mijn geval. Voor de rest kan bij langdurig gebruik en een te hoge dosering aanhoudende en pijnlijke erecties voorkomen, afname van het aantal zaadcellen (die ik al niet heb, dus valt er niets af te nemen), verminderde zaadlozing, seksuele problemen, meer of minder zin in vrijen, problemen met plassen en het vasthouden van vocht. Al verwacht ik er relatief weinig van. Met name omdat ik van nature al testosteron aanmaak vanuit de hypofyse. Veel Klinefelters maken nog veel minder testosteron aan, waardoor er inderdaad meer bijwerkingen ontstaan. Ik verwachtte zelf dat vooral de stemmingswisselingen en huidreacties gingen optreden.

Juist omdat er wel bijwerkingen kunnen optreden, heb ik mensen in mijn directe omgeving gewaarschuwd voor mogelijke bijwerkingen en dat ik die mogelijk zelf niet eens doorheb. Want je groeit altijd mee in wie je zelf bent. Ik zou dan ook als tip willen meegeven bij dit soort medicatie die mogelijk je gedrag kan beïnvloeden om je directe omgeving te vragen erop te letten en het aan jou te melden als het opvalt. Puur omdat je er zelf lang niet altijd van bewust bent hoe je op anderen overkomt. En wees eerlijk, want daar kom je het verst mee. Ik heb het bijvoorbeeld zelf bij mijn MSN in het "bijbericht" gezet en op mijn Hyves geplaatst dat dit mogelijk kan gebeuren. Ook mijn vaste klanten weten het en hen heb ik gevraagd in ieder geval mij op de hoogte te stellen als ze merken dat ik iets anders ben dan normaal. Je stelt je hierdoor kwetsbaar op, maar tegelijkertijd geeft ook aan dat je ermee om wil leren gaan. Niet alleen jij zelf moet leren omgaan met deze nieuwe situatie, ook jouw naasten moeten meegroeien met jouw vernieuwde ik en dat kan wel eens gaan wrijven tussen mensen. Al is dit ook niet geheel te voorkomen. Veel mensen zeggen dan: je blijft altijd wie je bent. Zelf denk ik er iets anders over. Je karakter blijft misschien hetzelfde, maar je persoonlijkheid groeit mee met wat je meemaakt. Hierdoor kun je anders overkomen dan je eerder overkwam.

Twee dagen na het gesprek met de endocrinoloog bracht ik voor het eerst extra testosteron aan, op mijn rechterarm. In de Androgel zit blijkbaar iets van alcohol waardoor de gel sneller in de huid trekt. Dit was ook goed te ruiken, alsof je een soort van desinfectiemiddel op je huid smeert. Het eerste wat ik dacht was "laat de bijwerkingen maar komen". Ook was ik wel een beetje zenuwachtig. Het was namelijk ook meteen mijn eerste dag terug in de massagepraktijk na mijn vrije dagen en gezien er ook in de bijsluiter stond dat je "langdurige erecties" zou kunnen krijgen, hoopte ik dat ik hier een uitzondering op zou zijn. Immers, het zou niet representatief zijn wanneer je een klant behandeld op de massagetafel en dat je een erectie hebt. Of dat je toch ineens last krijgt van stemmingswisselingen en je gedrag ineens omslaat. Of dat je inderdaad huiduitslag krijgt en het vervolgens over je hele lichaam zit. Dat zou voor mijn vak ook niet representatief zijn. Hierover heb ik me toch echt wel even drukgemaakt. Wat als... Dat was continu de vraag die bij mij in het hoofd spookte, vooral op de dag en nacht voordat ik de testosteron ging consumeren. Uiteindelijk viel het mee, vooral de eerste dag was eigenlijk best relaxed en had ik me, zo bleek achteraf, drukgemaakt om dingen die niet tot uiting zijn gekomen. Ik had eigenlijk helemaal niet zo'n seksueel opgewonden gevoel, ook niet in de dagen erna moet ik zeggen. En ook het idee van continue erecties hebben omdat je testosteron tot je neemt, heeft zich niet zo ontwikkeld. Misschien komt het ook wel doordat ik al met testosteron heb leren leven in. Ik had immers al wat testosteron in mijn bloedwaarden, iets wat veel andere Klinefelters minder hebben. Zo ben ik in gesprek geweest met iemand die had een "standaardwaarde" van 0,6. Dan mag ik niet klagen met mijn 16 zou ik denken. Toch is dat voor mij te weinig, gezien ik amper baard- of snorgroei had.

De bijwerkingen vielen op zich mee. De eerste dagen had ik vooral hoofdpijn. Iets wat ook in de bijsluiter stond overigens. Dit vind ik ook helemaal niet raar als je nagaat hoe hormonen in je lichaam aangestuurd worden. De hormonen worden voor een groot deel aangestuurd door het orgaan de hypofyse. Dit is een klein orgaan dat zich bevindt bij de hersenen. Nu was mijn hypofyse natuurlijk altijd gewend een vast patroon aan te sturen, extra testosteron te maken (want dat kwam immers niet uit de te kleine zaadballen), waardoor ik nog enigszins een hoge testosteronwaarde heb. Maar nu krijgt het lichaam ineens nog eens extra testosteron wat de hypofyse moet gaan verwerken. En ik zie het dan voor me alsof er een paar mannetjes in de hypofyse tot nu toe heel hard moesten werken om testosteron aan te maken, maar dat ze nu ineens alles gratis krijgen, terwijl ze ruim tien jaar overuren maakten. Dat is raar voor de mannetjes en zij gaan gewoon heel druk verder waardoor mijn hypofyse helemaal "vol" komt te staan met mannetjes die de testosteron maken. Dus wordt het krap daarbinnen en gaan ze alles naar buiten werken, de bloedbaan in, zodat er nog meer en meer testosteron wordt aangemaakt.

En dat zorgt er dan voor dat ik hoofdpijn krijg. Al moet ik zeggen dat het geen zware hoofdpijn was, meer lichtelijk aanwezig maar wel duidelijk waarneembaar.

Als je dat zo een beetje inbeeldt dan is het vrij logisch om hoofdpijn te krijgen. Het is nu eenmaal zo dat een orgaan ineens van de een op de andere dag veel meer stofjes moet verwerken en dat kost energie. In mijn beleving uit zich dat in de hoofdpijn. Dat maakt het wellicht niet minder vervelend, maar wel verklaarbaar. En dat maakt het voor jezelf iets duidelijker hoe je omgaat met je eigen proces.

De tweede dag had ik de gehele dag een beetje last van een misselijk gevoel. Iets wat niet in de bijsluiter stond, maar wat ik ook niet kan verklaren. Ik denk dat misselijkheid wel kan komen doordat de hypofyse extra processen moet gaan verwerken, medisch gezien kan ik dat niet onderbouwen. Wel heb ik er met een aantal mensen over gesproken die ook testosteron gebruiken en ook zij gaven aan dat zij aan het begin van hun hormoontherpeutische kuur misselijk waren.

Honger!

Wat mij ook erg opviel was dat ik erge trek had. Op de eerste dag, dacht ik nog dat het zou komen door het harde werk, want het was de hele dag druk in de praktijk en ik heb dus veel lichamelijke activiteiten ondernomen. Wanneer je energie verbrandt, heeft het lichaam ook weer nieuwe energie nodig, dan is het logisch dat je trek krijgt. had ik het nog niet zo in verband gebracht met het testosterongehalte. De tweede dag was het wat rustiger in de praktijk en had ik ook wat minder trek, maar wel meer dan ik gewend was. Maar goed, dit kon toeval zijn, waardoor ik het nog steeds niet in verband had gebracht met de extra testosteron. Toen ik de derde dag (met ook relatief weinig lichamelijke activiteit) weer zo'n enorme trek had, was het voor mij driemaal scheepsrecht. Dat zal wel door de testosteron komen. Ik kon vrijdag twee volledige (avond)maaltijden op waar maar een uurtje tussen zat. Terwijl ik normaal helemaal niet zo veel eet en dan wel de rest van de avond verzadigd was. Eventueel at ik nog een paar biscuitjes bij de thee 's avonds. Op Twitter vroeg ik een uroloog naar dit verschijnsel van testosteron, of het daar ook van zou kunnen komen. Dit beaamde hij. Dat jongens en mannen die net aan de testosteron zijn, in het beginstadium veel meer eetlust hebben. De tip die hij meegaf is: niet eraan toegeven... Dat is makkelijker gezegd dan gedaan. Zeker als je zo'n trek hebt dat je bij wijze van spreken een olifant op zou kunnen eten. Of voor de vegetariërs onder ons: een weiland met sla. Ongelofelijk dat een mens zoveel trek kan hebben. Met mijn achtergrond als gewichtsconsulent, weet ik wel wat juist of onjuist is qua voeding. Maar als je zoveel trek hebt zoals ik had van de testosteron, gooi je letterlijk alle kennis overboord en neemt het oerinstinct het over: je hebt honger, dus ga je eten. Al zou mijn moeder zeggen: "Honger kennen we niet in Nederland, we hebben hier trek." Toch zou ik het in de categorie honger zetten, omdat je bij trek nog kunt uitstellen. Bij honger wil je direct veel eten en bij voorkeur hartig, terwijl je bij trek ook "lekkere trek" kunt hebben met voorkeur voor zoetigheid.

In theorie kan ik vertellen wat je allemaal kunt doen om het hongergevoel tegen te gaan. Van het drinken van water, wat de maag vult, tot zoeken naar afleiding van het eten. Alleen in de praktijk is het lastig, zeker wanneer je moet omgaan met je nieuwe ik en de medicatie die je nieuwe ik vormt.

Echter, ook die hongergevoelens gaan weer weg. Het is een tijdelijke piek waarin je een verhoogde eetlust kent, maar dit stabiliseert weer. Bij mij was het na ongeveer zes weken testosterongebruik dat ik niet meer zo zeer de behoefte voelde om twee volledige maaltijden op een avond te consumeren. Je hebt wel meer trek dan voorheen. Mijn ontbijt is nog steeds een verhoogde portie en mijn avondmaaltijd is wat uitgebreider dan het was. Wanneer ik veel heb gesport of fysiek werk heb gedaan, heb ik wel meer trek. Omdat je dan ook meer energie verbrandt wat moet worden aangevuld is dit op zich niet raar. Het lichaam geeft het aan met het signaal van trek.

Stemmingswisselingen

Van de bijwerking stemmingswisselingen heb ik niet veel gemerkt. Echter kan ik me enigszins voorstellen wat daar ook onder zou kunnen vallen omdat ik wel het idee heb dat ik voor mezelf wat veranderd ben. Bepaalde gevoelens en emoties glijden bijvoorbeeld veel sneller van mij af. Als voorbeeld wat ik duidelijk heb ervaren, was op een moment dat ik in gesprek was met een vriendin waarin ze wel een eerste deel van een verhaal vertelde. Het tweede deel van het verhaal hield ze achter. Ik heb een paar keer geprobeerd om via een andere kant erop terug te kunnen komen, maar dat werkte niet en ze bleef het blokkeren. Dus op een bepaald moment heb ik toen maar gezegd: "Zo kan ik je ook niet helpen. Bekijk het maar en je ziet maar of je het kwijt wilt." Voor de testosteronmedicatie zou ik dat niet doen. Als ik dat wel zou doen dan zou ik daar 's avonds in bed ook nog van wakker liggen en mezelf te raden gaan wat ik heb gedaan. Wat ik dan eventueel fout heb gedaan, of het aan mij zou liggen en meer van die gedachten. Nu was dat toch totaal anders. Toen ik het had gezegd, was ik er klaar mee, was er ook totaal niet meer mee bezig en heb die nacht ook heerlijk geslapen. Geen zorgen om gemaakt. Als het echt zo belangrijk was geweest, had ze wel contact gezocht want ze weet dat het kan. Ook in mijn werk gebeurt dat: mensen vertellen wat ze willen vertellen, je geeft ze iets mee en het is maar net wat zij ermee willen doen. Waar ik voorheen ook nog wel bleef hangen met de verhalen van mensen, is het tegenwoordig steeds meer zo dat wanneer ik de deur achter mij dicht doe, het verhaal ook ten einde is. En ik moet zeggen, ik vind dat gevoel wel heerlijk. Want veel zorgen worden je op deze manier ontnomen. En wat nog fijner is, ik kan beter inslapen zonder dat ik, wanneer ik 's avonds in bed lig, nog wakker lig over wat er allemaal die dag is gebeurd.

Haargroei

Door de testosteron, die 2,5 maand gebruik terwijl ik dit schrijf, is op te merken dat de haargroei steeds beter wordt bevorderd. Eerst maakte ik me zorgen dat het niet hard genoeg zou gaan. Maar volgens de endocrinoloog is de cyclus van nieuwe haargroei gemiddeld vier maanden dus alles wat nu groeit, groeit wel harder en op termijn wordt het ook meer. Ik merk al wel op dat ik meer lichaamsbeharing krijg onder de oksels, op de buik en op de borst. Op de buik en rondom de borst had ik nog geen haar, dus dat is een goed teken. Het is natuurlijk niet zo dat je ineens overal haar hebt, dat groeit langzaam, maar het is alleen al gunstig dat er haarontwikkeling plaatsvindt.

Echter, er is ook een tegenhanger aan lichaamsbeharing: het haar op de hoofd wordt steeds dunner. Dit is ook een bekend effect van de testosteron. Op het lichaam neemt de beharing toe, terwijl je op het hoofd juist een afname van haar krijgt. En om eerlijk te zijn let ik er nu ook meer op bij andere mannen. Als ik op straat loop en een man zie met een wat kaler wordende hoofd, dat denkt ik: "Die meneer zal wel meer testosteron aanmaken." Ook dat is geen probleem, want de kaalheid van de man schijnt sexappeal te hebben. En zo heeft elk nadeel, ook weer een voordeel.

Opgewonden!

Wat ik eerder nog niet zo opmerkte, is de laatste weken wel wat vaker aanwezig: dat ik steeds vaker opgewonden ben. En nog niet eens met een directe aanleiding, maar gewoon de ervaring van het gevoel van opgewondenheid. Wel heb ik het idee dat ik het soms kan sturen, maar tegelijkertijd ervaar ik het als een soort van tweede puberteit waarbij het lichaam moet wennen aan een nieuwe dosis testosteron. En zoals normale puberjongens ook met regelmatige een erectie hebben, soms op de meest genante momenten, heb je dat met de testosteron ook wel eens. Dus wanneer je absoluut niet met seksualiteit bezig bent, je ook het opgewonden gevoel niet als zodanig ervaart.

Iets wat mij bewust opvalt is dat ik met mijn ogen meer aangetrokken voel tot de uiterlijke vormen. Voorheen was het zo dat ik een vrouw gelijk in de ogen kijk. Ik ben me er van bewust dat het tegenwoordig iets anders gaat. Nu is meer de volgorde, ogen, borsten, ogen, billen, ogen, borsten, ogen, borsten, ogen, buik, ogen, billen en zo verder. Het is daardoor wel wat onrustiger in mijn hoofd, maar op een of andere manier zit ik daar niet zo mee. Het gebeurt onbewust maar omdat ik me, alleen al voor het schrijven van dit boek,van alle veranderingen bewust wil zijn is dit wel iets wat opvalt. Echter is dit niet een proces wat gelijk zou leiden tot een erectie. Daar zou dan toch iets meer voor moeten gebeuren.

Toch niet het juiste medicijn

Het kan gebeuren dat de soort testosteron niet het juiste medicijn is of dat je je niet lekker erbij voelt. Zelf had ik dat ook. Na vijf maanden aan de Androgel was al eens mijn testosteron verdubbeld in dosering, maar ik voelde mij er helemaal niet mee op mijn gemak. Daarnaast moest ik zoveel Androgel smeren, dat ik niet wist waar ik het nog kwijt moest en ook op andere plekken moest gaan smeren dan op de aanbevolen plaatsen volgens de bijsluiter om de volume aan gel aan te kunnen brengen. Daarnaast vond ik het wel erg storend worden, ook voor mijzelf dat ik eigenlijk voortdurend seksueel opgewonden gevoelens had en daardoor niet echt rust had. Ik heb dit dan ook aangegeven bij mijn endocrinoloog en verzocht om een nieuw medicijn, wat wel bij voorkeur een gel zou zijn. Ik kreeg een recept mee voor Tostran, een gel waarin de concentratie van testosteron hoger is en je al minder hoeft te smeren. Ook werd de dosering naar beneden gebracht.

Gelijk de eerste dag van het gebruik van de Tostran gel merkte ik verschil. In eerste instantie bij het aanbrengen al, dat ik minder volume hoefde te smeren. Over de dag heen merkte ik ook op dat de enorme eetlust, die ik opmerkte bij de Androgel, ook minder werd. Ook merkte ik op dat ik minder seksueel opgewonden was. Eigenlijk vond ik dat juist wel weer prettig. In de eerste dagen na het gebruik merkte ik dan ook dat het gewoon rustiger in mijn hoofd was en dat ik weer de concentratie had voor andere, normale dingen en niet voortdurend mijn focus had op seksualiteit omdat ik die gevoelens zo sterk had. Het was alsof ik gewoon mezelf weer werd.

Lichamelijk merkte ik natuurlijk ook verschillen. Omdat de Androgel in de twee maanden voor de Tostran gel al verdubbeld was, gingen daarin ook de lichamelijke ontwikkelingen van haargroei ook sneller, waardoor ik me in die periode gemiddeld eens per twee tot drie dagen moest gaan scheren. Met het verlagen van de dosering aan testosteron, merkte ik dan ook daadwerkelijk dat de lichaamsbeharing minder snel ging groeien. Dat merkte ik eigenlijk al binnen drie weken na het gebruik ervan, dat de termijn waarin ik mij moest scheren, aan het afnemen was. Met de nieuwe dosering werd het weer eens in de vier tot zes dagen dat ik me moest scheren om daarmee representatief eruit te zien.

Er zijn dus wel degelijk veranderingen op te merken met het gebruik van de testosteron. Met name wanneer dosering aan het wisselen is, kun je de verschillen van elkaar toch wel echt goed waarnemen. Het is een kwestie van wennen en vooral het laten gebeuren. Ga niets forceren. Dat heeft geen zin, net zoals je bepaalde dingen niet moet willen tegenhouden. Om wel of geen testosteron te gaan nemen is een keuze die je kunt maken. Tot nu toe heb ik er geen spijt van gehad. Ik heb bijvoorbeeld wat meer energie en ik voel me er lekkerder bij. Daarom snap ik nu ook heel goed waarom testosteron op de dopinglijst staat, juist door hetgeen wat ik ervaar en hoe het zoveel verschil kan geven in een fractie van een doseringsverschil.

Testosteron

Veel mannen met het syndroom van Klinefelter krijgen testosteronmedicatie. Dit komt doordat Klinefelters over het algemeen onderontwikkeld zijn. De testikels zijn kleiner en produceren daardoor te weinig testosteron. Gemiddeld zouden de testikels voor 95% verantwoordelijk zijn voor de aanmaak van testosteron. De overige testosteron wordt aangemaakt in de nieren, net zoals dit bij vrouwen plaatsvindt. Dit gehele proces wordt vanuit de hypofyse in het hoofd aangestuurd. Wanneer de testikels kleiner of te klein zijn, wordt er vanuit die functie minder testosteron aangemaakt. In sommige gevallen neemt de hypofyse dan zelf het heft in handen en gaat bovenmatig aansturen op het ontwikkelen van testosteron. Echter hebben veel Klinefelter-mannen een testosteronwaarde die onder de norm komt van tussen de 10 en 35 nmol/l. Nmol/liter staat voor nano mol per liter. De mol is een uitdrukking van de bloedwaarde. Nano is één miljardste deel.

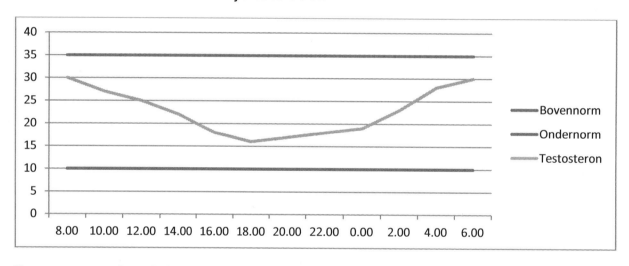

Testosteronspiegel door de dag heen

Testosteron zorgt in de puberteit voor secundaire geslachtskenmerken. Normaal gesproken ontwikkelt de jongen in de puberteit meer spiermassa, groeit er schaamhaar, okselhaar en gezichtshaar. Daarnaast zorgt testosteron ervoor dat jongens "de baard in de keel" krijgen en een zwaardere stem ontwikkelen. Naast deze algemeen bekende ontwikkelingen waar testosteron een rol speelt, is testosteron ook van belang in de ontwikkeling van onze botstructuur en speelt het een belangrijke rol in het proces om botdichtheid te ondersteunen in combinatie met mineralen als calcium. Wanneer er een structureel tekort is aan testosteron zou dit kunnen leiden tot vroegtijdige botontkalking, in het Latijn osteoporose genoemd. Wanneer Klinefelters geen extra testosteron nemen, neemt de kans op osteoporose sterk toe en is iemand sneller vatbaar voor het breken van botten. Om deze reden worden er, wanneer het syndroom van Klinefelter is vastgesteld, ook röntgenfoto's gemaakt met een speciale botdichtheidmeter om na te gaan hoe het gesteld is met de huidige botstructuren.

Medicatie

Mannen met het syndroom van Klinefelter kunnen hun testosteronwaarde door middel van verschillende medicatie verhogen. Testosteron is momenteel vooral op de markt in de vorm van verschillende gels en injecties. Er zijn ook capsules verkrijgbaar, maar omdat mijn eigen endocrinoloog hier niet heel positief tegenover staat omdat de opname van testosteron vanuit capsules minder is dan via gel of injecties, ga ik hier niet nader op in. Voorheen waren er ook pleisters met testosteron verkrijgbaar, maar deze zijn reeds van de markt gehaald omdat ze irritatie gaven op de huid. Al deze medicatie wordt te allen tijde voorgeschreven door een arts. Veelal door een endocrinoloog, internist of uroloog. Testosteron die op internet te koop is, vertrouw ik persoonlijk niet. Zeker niet omdat het dan ongecontroleerd wordt gebruikt, terwijl medici goed in de gaten houden wat de testosteronmedicatie met je doet. Ik heb enkele medicatie die veel wordt gebruikt of voorgeschreven, elk met voor- en nadelen, benoemd.

Gels

Sinds 2004 zijn de eerste testosterongels op de markt gekomen. Veel mensen zijn hierop overgestapt en velen zijn er nog steeds enthousiast over.

Androgel

De meest fijne medicatie is naar mijn mening veelal Androgel. Dit omdat het makkelijk toepasbaar is en ook het meest stabiel is in het afgeven van het hormoon. De gel is verkrijgbaar in zakjes van 50 mg en bevat een doorzichtige gel die aangebracht moet worden op de bovenarmen, schouders of buik. Wanneer de gel is aangebracht, dien je de handen te wassen met zeep om overdracht te voorkomen. De gel mag namelijk niet in contact komen met vrouwen of kinderen, aangezien deze een hoge dosering van het hormoon bevat. Na het aanbrengen van de gel mag je 6 uren niet douchen. Op verschillende sites staan spookverhalen over contact met vrouwen of kinderen bij gemeenschap, dat je hier tot wel 9 uren mee moet wachten. Dit is niet helemaal juist. In principe zou dit na 6 uren weer kunnen, omdat je vanaf dat moment ook al mag douchen. In de bijsluiter van Androgel staat het als volgt beschreven:

"Het verdient de voorkeur om ten minste zes uur te wachten tussen het aanbrengen van de gel en het nemen van een bad of douche. Echter, wanneer u incidenteel tussen 1 en 6 uur na het aanbrengen van de gel een bad of douche neemt, zou dat het verloop van de behandeling niet significant mogen beïnvloeden. Om de veiligheid van een andere persoon te garanderen wordt geadviseerd om bijvoorbeeld een lange tussenpoos in acht te nemen tussen het aanbrengen van Androgel en de contactperiode, om tijdens de contactperiode een T-shirt te dragen dat de aanbrengplaats bedekt of voor geslachtsgemeenschap te douchen."

Daarmee zou ik willen aangeven als je toch graag gemeenschap wilt hebben, je hier van tevoren over nadenkt en eerst doucht, om te voorkomen dat je eventueel testosteron overdraagt aan je partner.

Tostran

Tostran is een gel die wordt geleverd in een flacon met een pomp en is daardoor makkelijk aan te brengen zonder allerlei zakjes. Ook bij Tostran geldt dat je de plaats van aanbrengen moet bedekken voor vrouwen en kinderen. Wanneer het onverwacht toch in contact is gekomen via huid-op-huidcontact met een ander, dient de ander zo snel mogelijk de plek te wassen met water en zeep.
De Tostran gel dient op de buik te worden aangebracht over een gebied van minimaal 10 bij 30 centimeter. Dit gebied mag ook in tweeën worden verdeeld, waarbij een helft op de binnenkant van elke dij wordt gewreven over een gebied van minimaal 10 bij 15 centimeter. Het word aanbevolen om met de Tostran gel elke dag van plek te wisselen om huidirritatie te voorkomen.

Wanneer je een douche of bad wilt nemen, moet je minimaal 2 uren wachten nadat je de gel hebt aangebracht of voor het aanbrengen van de gel een bad of douche nemen.

Wanneer je Tostran gel gebruikt en graag geslachtsgemeenschap wilt hebben, raadt de bijsluiter aan om minimaal 4 uren tussen het aanbrengen van de gel en de gemeenschap aan te houden om de veiligheid van je partner te garanderen. Daarnaast wordt geadviseerd om net als bij de Androgel om de plaats van aanbrengen bij contact af te dekken met kleding of om van tevoren te douchen. Nadeel van deze gel is dat het per pomp gedoseerd wordt en daardoor niet altijd eenzelfde hoeveelheid betreft zoals bij zakjes.

Testim

Testim is net als Androgel verpakt in zakjes van 50 mg. Testim gel moet worden aangebracht op de schouders of bovenarmen. Net als bij de andere gels dien je met de Testim gel voorzichtig te zijn met overdracht bij huid-op-huidcontact. Bij de Testim gel wordt 6 uren aangehouden als tijd tussen het aanbrengen van de gel en het nemen van een douche om er zeker van te zijn dan het lichaam de Testim gel heeft opgenomen. Mocht een ander alsnog in contact zijn gekomen met het deel wat je hebt ingesmeerd met de gel, dan dient de persoon dat lichaamsdeel, te wassen met water en zeep.

Ook blijft de aanbeveling om tijdens geslachtsgemeenschap of het gedeelte af te dekken met een T-shirt of van tevoren te gaan douchen.

Injecties

Een depotinjectie mag alleen door een arts of assistent eens per twee tot drie weken worden gedaan. Met de injectie wordt een vloeistof ingebracht die het hormoon testosteron bevat. Vervolgens wordt het hormoon gedurende de twee tot drie opvolgende weken afgegeven in het bloed. In Nederland is de meest gebruikte injectievorm van het merk Sustanon 250.

Door middel van een injectie, die gedaan wordt in de bilspier of hamstrings, wordt het testosteron opgeslagen in de betreffende spier. Echter geeft dit veelal een flinke spierpijn en daarnaast is de injectie gevoelig. Tevens kun je je afvragen (vanuit mijn professie als masseur) of je wel hormonen in gezond spierweefsel wilt spuiten. Een ander nadeel is dat je elke twee tot drie weken langs de arts moet gaan om de medicatie toegediend te krijgen. Dit kost veel tijd en vergt enige planning. Wat dan wel een voordeel is, is dat je niet voorzichtig hoeft te zijn met eventueel huidcontact met anderen en je hoeft niet elke dag aan je medicatie te denken. Wanneer je niet consequent bent in het gebruiken van medicatie is dit wellicht een optie voor jou.

Capsules

Tenslotte zijn er capsules op de markt onder de naam Andriol. In de capsules zit een olie-achtige vloeistof waarin het hormoon testosteron is toegevoegd. De capsules worden oraal (via de mond) ingenomen.

Dagelijks dienen 3 tot 4 capsules geconsumeerd te worden, 's ochtends en 's avonds bij de maaltijd met een half glas water. Daardoor kan het voor sommige mensen lastig zijn het in te plannen. Wanneer je bijvoorbeeld werkzaam bent in ploegendiensten of onregelmatige werktijden hebt is deze medicatie niet het meest makkelijk en toepasbaar. Mijn eigen endocrinoloog is geen voorstander van deze medicatie, met name omdat de medicatie via het maag-lever-darm-kanaal het lichaam in moet komen. Het opnemen van een stof is daardoor moeizamer dan wanneer het direct in de bloedbaan kan worden opgenomen. Daarnaast is het zo dat door medicatie die oraal moet worden ingenomen, andere organen ook zwaarder belast worden. Zoals de lever, nieren en de darmkanaal. Tevens is diarree een van de bijwerkingen, hierdoor kan de testosteron niet opgenomen worden en verlaat de vloeistof het lichaam zonder dat er testosteron is afgegeven. Wel kun je met capsules gewoon huidcontact hebben met anderen en hoef je dan niet steeds op te letten om van tevoren te douchen.

Bijwerkingen

Eigenlijk elke vorm van testosteronmedicatie kent bijwerkingen. De bijwerkingen worden veroorzaakt door de werkzame stof in de medicatie, testosteron. Echter kan de wijze van toediening ook enige bijwerkingen geven. Dit is al enigszins beschreven bij de verschillende vormen van medicatie. Wanneer een medicijn oraal wordt geconsumeerd, kun je van die medicatie meer last krijgen in het darmkanaal. Terwijl wanneer je injecteert, kun je inwendige pijn als bijwerking hebben omdat je een spuit in weefsels zet. Bij gels die je aanbrengt op de huid kun je juist weer sneller huidirritaties krijgen door de grote hoeveelheid alcohol die in deze gels zitten om de medicatie sneller in te laten trekken.

Toch zijn er enkele bijwerkingen die kunnen voor komen, waarbij het niet uitmaakt welke toedieningsvorm je gebruikt. De bijwerkingen van testosteron kunnen zijn:

- Het vaker optreden van erecties, mogelijk ook pijnlijke erecties
- Hoofdpijn
- Haaruitval
- Ontwikkeling van borstvorming en pijnlijke borsten
- Prostaatklachten
- Diarree
- Duizeligheid
- Hoge bloeddruk
- Toename van het aantal rode bloedcellen in het bloed
- Stemmingswisselingen

Daarbij wil ik dus zeggen, dat dit bijwerkingen kunnen zijn. In lang niet alle gevallen hoeft het zo te zijn dat de medicatie er voor zorgt dat je alle bijwerkingen ervaart. Op basis van wat ik zelf heb ervaren zou ik adviseren om je niet druk te maken over welke bijwerkingen je wel of niet kunt gaan krijgen. Maak er het beste van. Heb je last van een bijwerking? Jammer, maar leer ermee omgaan. Dit hoort bij je nieuwe ik en bijwerkingen zijn vaak van korte duur. Daarnaast kun je altijd nog in overleg gaan met je behandelend arts.

Zelf heb ik voor de gel gekozen omdat die het makkelijkst in mijn leven is toe te passen en andere weefsels het minst beschadigt in mijn lichaam. Als je de keuze krijgt om je medicatievorm te kiezen, overweeg zorgvuldig wat voor jou het beste is en raadpleeg je behandelend arts die jou alles kan vertellen over de meest recente ontwikkelingen wat betreft de testosteronmedicatie.

Mijn nieuwe ik ontdekken

Om mijn nieuwe ik te (her)ontdekken was het voor mij nodig om even uit het huidige leven te stappen, letterlijk en figuurlijk. In een periode van anderhalve maand was er zoveel in mijn persoonlijke situatie veranderd dat het voor mij niet te behappen was om thuis, waar ik alle afleidingen heb, mijn nieuwe ik te vinden. Nu terugkijkend is er eigenlijk weinig nieuw. Want ik blijf voor een groot deel mezelf. Er zijn alleen wat kleine dingetjes veranderd aan mijn situatie waardoor het lijkt alsof de hele wereld instort, alsof alles verloren is. Ik heb ervoor gekozen om naar de andere kant van Nederland te reizen en plekken te ontdekken waar ik in alle rust kon nadenken. Ik besloot om naar Gulpen te gaan, een dorpje zo'n 15 kilometer van Maastricht waar ik deze rust kon vinden om mijn nieuwe ik te ontdekken. Na de eerste nacht daar te hebben geslapen, besloot ik om de volgende dag de Gulperberg te beklimmen, een heuvel van ongeveer 60 meter hoog ligt 153 meter boven NAP. Zo in het naseizoen op een doordeweekse dag is er niemand te bekennen en kun je heerlijk gebruikmaken van de rust om alles in je hoofd rustig op papier te zetten. En ik mocht van mijzelf pas naar beneden wandelen op het moment dat ik drie hoofdvragen had beantwoord door middel van een brainstorm. Ik stelde mijzelf de volgende vragen: "Wie ben ik?",

"Wat wil ik in de toekomst?"

"Welke rol spelen kinderen in mijn leven?"

Deze laatste vraag was voor mij het meest essentieel, omdat deze vraag een absoluut gevolg is bij de diagnose van het syndroom van Klinefelter.

Ik begon met de vraag wie ik zelf ben, pakte een leeg papiertje en schreef midden op het papiertje het woord "Ik" en maakte er een zonnetje van strepen bij met eigenschappen die ik bezit. Of dit nu goed of slecht is, dat doet er niet toe. Het is hoe ik als persoon ben, niet wat mijn mening of interpretatie daarbij is. Hierdoor kwam ik het dichtst bij wie ik als persoon ben, zeker door de rust en helemaal alleen hoefde ik met niemand rekening te houden. Alle gedachten die op die vraag in mij opkwamen, schreef ik op en ik zag dat sommige woorden een relatie tot elkaar hebben, waardoor ik ze goed kon samenvoegen.

> **Tip:**
> Vind je het lastig om vanuit jezelf te redeneren, beschrijf jezelf dan vanuit de derde persoon. In plaats van "ik" schrijf je je eigen naam op.

Al had ik door het schrijven van dit boek al een beetje zelfreflectie ontwikkeld over het verleden, in deze brainstorm ging het vooral over wie ik nu ben, wie is Romano Sandee **nu**? En op en bepaald moment was ik zo aan het schrijven, dat het er gewoon uit kwam. Aan het begin dacht ik nog; krijg ik dit papiertje wel vol?? Maar toen ik eenmaal bezig was en ik niet tussentijds werd gestoord, ging het eigenlijk heel snel.

Al met al, kan ik zeggen dat ik vooral een gevoelsmens ben en dat zie ik ook in de eigenschappen, al sluit ik dat voor veel mensen af. Vooral omdat ik me op het moment dat ik gevoelens uit kwetsbaar moet opstellen en dat wordt niet door iedereen even goed opgepakt. De vraag die bij deze brainstorm vooral naar voren kwam was: wat voel ik nu eigenlijk en kan ik het benoemen? <u>Wil</u> ik het benoemen? Eigenlijk is het antwoord "ja" wanneer ik me deze vraag stel in de brainstorm. Anders zou deze vraag niet in mij opkomen. Ik wil verder komen dus zou ik de gevoelens op enige wijze moeten definiëren en een plek moeten geven. Voor mijn persoon kan dat alleen wanneer dit concreet wordt, voor een ander kan dit anders zijn natuurlijk. Eigenlijk is ieder mens kwetsbaar, dus waarom zou ik dat niet uiten? Daarentegen ben ik ook iemand die groots denkt. Om deze reden is dit boek ook uitgekomen. Als ik klein had gedacht, was dit een stuk tekst voor mijn dagboek of levensverhaal, die ik alleen naasten zou laten lezen. Maar Romano denkt groots, dus wordt het boek publiekelijk uitgebracht zodat het andere mensen kan helpen. Verder zou ik mezelf omschrijven als een knuffelbeer, een luisteraar en iemand die eerlijk en direct is. En bovenal een mensenmens: ik heb het beste voor met de mensen om mij heen en voor de mensen die ik liefheb, ondanks dat ik ook graag op mezelf ben. Maar door verdriet en teleurstelling die is gecreëerd in het verleden door andere mensen, door pesterijen bijvoorbeeld, kijk ik eerder de kat uit de boom en functioneer ik graag op mezelf. Of werk ik één op één met mijn klanten. Dit heeft denk ik alles te maken met mijn verleden. Ondanks dat ben ik wel een ondernemer. In alles. Of het nu gaat om mijn bedrijf, het schrijven van het boek of de wil om mijzelf weer "beter" te maken na een flinke klap in mijn gezicht, alles heeft te maken met het feit dat ik graag onderneem en wil doorzetten. Doorzetten gaat niet altijd ten koste van alles, ik ben wat dat betreft ook een realist. Door al deze puzzelstukjes uit te schrijven leer ik wie ik ben en neem anderen hier ook bewust in mee. Om een klap als deze te verwerken en je nieuwe ik te ontdekken zou ik vooral zeggen: schrijf het uit. Pak een vel papier en begin te schrijven. Ga ontdekken wie je bent. En als je het lastig vindt kun je altijd overwegen om hulp te vragen van je naasten, je vrienden en je familie. Zij kijken altijd op een afstandje met je mee en kunnen jou goed beschrijven of aanvullen over wie jij bent. Ik zou vooral adviseren om daar gebruik van te maken. Wanneer je niet direct mensen om je heen hebt of het lastig vindt om het er met deze mensen over te hebben, dan kun je altijd overwegen deze hulp te vragen aan een professional. Of dit nu je huisarts is, je behandelend arts, een maatschappelijk werker, psycholoog of psychiater, dat doet er niet zo toe. Al deze mensen hebben een gedegen opleiding waar psychologie ruim aan de orde komt en zij kunnen je mogelijk helpen bij het zoeken op het antwoord op de vraag wie je zelf bent. Maar realiseer je wel dat dit alleen hulpmiddelen zijn, je moet het nog steeds zelf doen! Mogelijk dat je aan de hand van dit boek zelf je eerste stappen durft te ondernemen.

De tweede vraag die ik mijzelf vroeg was "Wat wil ik in de toekomst?" Het eerste wat in mijn hoofd kwam spoken was het woord *geluk*. Dat vind ik niet raar, want wie wil er niet een gelukkig leven leiden? Eigenlijk komen daardoor zijdelings ook andere vragen naar boven zoals hoe je het geluk dan wenst te behalen. Sommige dingen zijn bijvoorbeeld al onderweg. Ik zou voor mijn toekomst vooral wensen: geluk, gezondheid, mezelf blijven ontwikkelen, kinderen, doen inspireren en een partner. Mijn gezondheid is mede afhankelijk van wat de testosteron met mijn lichaam doet en of het zich goed ontwikkelt. En je weet natuurlijk ook niet wat je verder nog in het leven staat te wachten. Meer kan ik daarom niet wensen en de toekomst zal moeten uitwijzen wat er nog komt. Datzelfde geldt voor iedereen die zich een gezonde toekomst wenst. Het geluk dat ik heb, dat heb ik zelf voor een groot deel in de hand, maar is er mede afhankelijk van of mijn "wensen" en gezondheid gaan zoals ik mijn nieuwe pad heb bedacht. Als dat goed en lekker gaat, komt geluk ook verder naar voren natuurlijk. En wanneer ik gelukkig ben, kan ik anderen ook weer gelukkig maken met alles wat ik doe. Hierdoor blijf ik toch steeds bezig mezelf te ontwikkelen en zie ik dat als een continu proces wat het gehele leven doorgaat.
Wat ik wel heel belangrijk vind in mijn leven is dat ik anderen inspireer, of dat ik zelf weer geïnspireerd word door mensen. Het doen inspireren verwezenlijk ik bijvoorbeeld al door het schrijven van dit boek. Ik hoop jou hierin te inspireren om te kijken naar andere opties, het met je eigen situatie te vergelijken en jou mee te nemen in je weg "omgaan met Klinefelter". Maar eigenlijk ook om je te inspireren jezelf te blijven en nieuwe dingen te (blijven) proberen.

Tenslotte kwam wederom voorbij dat ik graag kinderen had gewild in de toekomst. En dat brengt mij eigenlijk ook gelijk bij de derde vraag "Welke rol spelen kinderen in mijn leven?". Een vraag die voor mij als persoon vrij essentieel is. Voordat ik de diagnose van het syndroom van Klinefelter kreeg, speelde ik altijd met de vraag hoe de ander over kinderen dacht en of deze graag kinderen wilde hebben. Eigenlijk was dat altijd de vraag die ik stelde wanneer ik een meisje ontmoette en het serieuzer werd. Wilde zij wel kinderen? Deze vraag hoef ik in principe niet meer zo hard te stellen. Immers, met het syndroom van Klinefelter is het uitgesloten om zelf kinderen te krijgen. Het is daarom nu de vraag welke plek kinderen nu in mijn leven gaan krijgen. Al hoor je direct na de diagnose verschillende mogelijkheden, het is ook een vraag die ik mezelf moet stellen tijdens mijn zoektocht naar mijn nieuwe ik.

Om toch voor kinderen te zorgen en daarin tegemoet te komen aan de kinderwens die ik altijd sterk heb gehad zijn er toch nog verschillende opties. Het is niet het einde van de wereld, al is er voldoende verdriet om het feit dat je geen eigen kinderen kunt krijgen. Dat compenseer je niet met de oplossingen die op deze en de volgende bladzijden voorkomen. Er komt een moment waarop je gaat rouwen, verdriet hebt en zegt: Mijn leven gaat door, mijn leven is al aanwezig en dat van een eventueel ongeboren kind nog niet. Ik moet en zal doorgaan en ga kijken naar de mogelijkheden.

Vrouw met kinderen

Als een van de eerste dingen die ik voor de grap riep, was: "Dan zoek ik toch een vrouw met kinderen?" gezien ik nog steeds een single jongeman was. Immers worden er genoeg jonge vrouwen in de steek gelaten bij een ongeplande zwangerschap. Dus dat zou nog altijd een mogelijkheid kunnen zijn. Mits het natuurlijk wel klikt tussen elkaar, zou dit altijd nog tegemoet kunnen komen aan mijn kinderwens. Echter moet het natuurlijk niet zo zijn dat ik specifiek op zoek zou gaan naar een vrouw met kinderen. Dat is geen reële optie en zou ook raar zijn. Immers ga ik met iemand omdat ik die persoon leuk vind en niet omdat die persoon kinderen heeft. Als het klikt, dan maak je in elk geval twee mensen gelukkig met jouw aanwezigheid. Ik zou bijna zeggen, mooier kan eigenlijk niet. Al kun je dan niet helemaal meegroeien in (mee)groeien in de vaderrol omdat je het kind niet vanaf de geboorte meemaakt. Daar ben ik inmiddels wel achter: je kunt weliswaar de biologische vader zijn van een kind, maar er zijn genoeg kinderen waarbij de biologische vader geen vaderrol vervult. Het gaat erom dat je een rol vervult en dat het kind zich veilig bij je voelt. Dat kan op zoveel manieren, dat je eigenlijk door de juiste intenties een goede paparol zou kunnen vervullen. Ik denk dat daar de essentie ook ligt: met welke bedoelingen jij je rol op je neemt en hoe toegankelijk je bent, des te beter lijkt me dat voor het kind.

Beroep met kinderen

Naast deze optie zou ik ook kunnen kiezen om vanuit mijn professie als masseur kindermassage te gaan leren. Op deze manier kan ik ook nog iets voor kinderen (en hun ouders) betekenen. Voor mensen zonder deze optie zijn er ook nog andere beroepen waarin je met kinderen kunt werken. Zo is er een ernstig tekort aan leraren bijvoorbeeld. In welzijnsorganisaties en bij kinderopvang en peuterspeelzalen is regelmatig personeel nodig, zeker met de trend dat beide ouders aan het werk zijn. Ook kun je op veel plekken werken waar kinderen komen, veelal binnen de sectoren toerisme en vrijetijdsbesteding. Dan denk ik aan een binnenspeelplaats of een attractiepark. Maar ook kun je op het gebied van vrijwilligerswerk veel met kinderen werken. Dan denk ik bijvoorbeeld aan activiteiten ondernemen bij buurthuizen.

Oppaswerk

Ook kan ik ervoor kiezen om op kinderen in mijn omgeving te gaan passen, om op die manier toch enigszins een vaderachtige rol te vervullen. Want je wordt dan gezien als de oppasser en niet als de vaderfiguur. Maar kun je wel de wens van jezelf enigszins vervullen door een stukje van je eigen waarden en normen over te brengen? Want dat moet natuurlijk altijd in lijn staan met de ouders van het kind, wanneer je oppaswerk doet. Dat zou een nadeel kunnen zijn. Maar goed, dan ben ik wel in de vaderrol die ik graag zou willen vervullen en ben toch in aanraking met de kinderzieltjes die ik graag om me heen zou willen hebben.

Zaaddonatie (KID) of IVF

Ook zou ik in overleg met mijn toekomstige partner kunnen kiezen voor een zaaddonor, ook wel KID genoemd. KID staat voor Kunstmatige Inseminatie Donorzaad. Dan kun je een kind op de wereld zetten als je dat wilt. In dat geval is het niet je biologische kind, maar maak je wel het proces van zwangerschap en geboorte mee en kun je het kind samen met je partner helemaal gaan opvoeden waardoor het je eigen kind wordt. In dat opzicht kent het zijn voordelen. Het nadeel is echter dat hiervoor weer lange wachtrijen bestaan in de zorg, aangezien we in Nederland een groot tekort kennen aan zaaddonoren. Iets waarom ik zelf zaad wilde doneren, zou ik nu zelf nodig hebben om mijn kinderwens te vervullen. Via een zaaddonor kan dan zaad worden verkregen, wat dan door een IVF behandeling tot een bevruchting kan leiden. Echter is dit uiteraard ook afhankelijk van de kwaliteit van de eitjes van de vrouw en in welke mate de vrouw snel of minder snel zwanger is. Daarvoor zullen er verschillende onderzoeken gaan plaatsvinden om te kijken naar de medische geschiktheid van de vrouw om de IVF behandelingen te starten. Mocht het de eerste keer nou niet direct lukken, dan moet je weer wachten op de volgende vrouwelijke cyclus tot het juiste moment. In principe worden er in zes cyclussen gepoogd een IVF behandeling op te starten. Voordat überhaupt al behandelingen kan worden gestart, sta je in Nederland soms al tot drie jaar op de wachtlijst om te kunnen én mogen starten. Na deze zes behandelingen wordt opnieuw gekeken of het eventueel wel of niet verlengd moet worden. Dit is weer mede afhankelijk van de vruchtbaarheid van de vrouw. Zo kan het zijn dat je door middel van IVF binnen 3 maanden zwanger raakt, maar zijn er ook scenario's bekend waarbij vrouwen tot tien jaar na de intakegesprek nog steeds bezig zijn met IVF behandelingen. IVF vraagt in dat opzicht weer veel geduld en zal ook de nodige spanning met zich meedragen. Van tevoren moet ik hier dan ook wel bewust van zijn dat dit net zo goed tot frustraties en spanningen kan leiden. Een ander nadeel van IVF door zaaddonatie is dat het je eigen kind niet is. Een kind krijgt een deel van de eigenschappen van de vader en de moeder. Als ouders herken je in je kind veel van jezelf of je partner, zowel psychisch als medisch. Bij zaaddonatie zul je tegen (medische) dingen aanlopen die je zelf niet herkent en ook niet (direct) kunt plaatsen omdat je de vader niet kent. Bijvoorbeeld wanneer de vader een autistische stoornis heeft zul je dit veel minder snel bij het kind herkennen omdat je niet weet dat er een aanleiding is om te vermoeden dat het kind dit eventueel ook zou kunnen hebben. Tenzij je het zaad van een bekende gebruikt uiteraard. Maar of je dat moet doen...

Adoptie

Tevens zou het ook nog mogelijk zijn om mijn om een kind te adopteren in mijn situatie. Echter moet ik hierbij wel bedenken dat het een lang proces is waarbij verschillende stappen moeten worden doorlopen. Zo worden er specifieke eisen gesteld aan mij als potentiële ouder. Als vooroordeel had ik altijd dat alleen stelletjes konden adopteren, maar ook individuen kunnen een kind adopteren. Sinds 1 januari 2009 is het tevens mogelijk dat homoseksuele en lesbische stellen een kind kunnen adopteren. Als ik een kind wil adopteren vanuit het buitenland moet ik eerst een aanvraagformulier indienen bij de Stichting adoptievoorzieningen. Na ontvangst van dit aanvraagformulier toetst deze stichting of ik zou voldoen aan de voorwaarden die in de Wet opneming buitenlandse kinderen ter adoptie (Wobka). Zo mag ik niet ouder zijn dan 46 jaar wanneer ik er voor kies om een kind te adopteren. Vervolgens dien ik zes verplichte voorbereidingsbijeenkomsten te volgen waarbij wordt ingeschat of ik in staat zou zijn om een kind te adopteren en of ik een weloverwogen besluit hebt genomen. Daarin komen verschillende thema's aan bod die bij adoptiegezinnen speciale aandacht vereisen. Na deze zes bijeenkomst vindt er een gezinsonderzoek plaats. Dit onderzoek bestaat uit vier gesprekken die worden gedaan door de Raad van de Kinderbescherming. Tijdens de gesprekken komen de gezins- en leefsituaties naar voren en de beweegredenen voor adoptie. Doel van dit onderzoek is om te kijken of ik als ouder geschikt ben voor adoptie en in staat zijn het kind op te voeden. Hieruit komt een rapport en een advies voort, die dan met mij als aspirant-adoptieouder zou worden besproken. In de landen van herkomst wordt naar aanleiding van het rapport besloten welk kind het beste bij mij zou passen.

Het ministerie van Veiligheid en Justitie besluit naar aanleiding van dit rapport en het advies van de Raad voor de Kinderbescherming om wel of niet een beginseltoestemming te verlenen. Met het beginseltoestemming zou ik als aspirant-ouder vier jaar de mogelijkheid krijgen een kind uit het buitenland te adopteren. Dit kan eventueel na aanvullend gezinsonderzoek met vier jaar verlengd worden. Wanneer de beginseltoestemming verstrekt is, kan ook worden gestart met de bemiddelingsfase. Tijdens deze fase wordt bemiddeld tussen officiële instanties in het land van herkomst en in Nederland, zodat er een passend adoptiekind kan worden voorgesteld. Ik zou dan van de officiële instantie in het land van herkomst, via de vergunninghouder in Nederland, de leeftijd van het kind, het geslacht en eventuele bijzonderheden krijgen. Wanneer ik dit voorstel accepteer, worden meer gegevens vrijgegeven.

Wanneer dit voorstel wordt goedgekeurd door mij als aspirant-ouder zou er veel moeten worden geregeld voordat ik het kind zou kunnen ophalen in het land van herkomst. Zo wordt nogmaals gecontroleerd of ik aan alle voorwaarden heb voldaan en of de papieren in orde zijn. Wanneer dit in orde is, kan ik het kind ophalen en kan het in Nederland worden aangemeld bij officiële instanties.

Al met al is het een lang proces dat je moet doorlopen om te kunnen adopteren waar je mogelijk meer dan 10 jaar mee bezig kunt zijn om je kinderwens op deze manier te kunnen verwezenlijken. Daarnaast is het proces niet alleen lang, maar bovenal ook erg kostbaar. Er worden bedragen genoemd bij de stichting adoptievoorzieningen die aangeven dat de kosten van adoptie op kunnen lopen tot wel 50.000 euro. Voor mij zou dat op dit moment onhaalbaar zijn.

Pleegouderschap

Het is ook nog mogelijk om te kiezen voor "makkelijker" ouderschap als pleegouder. Er zijn veel kinderen in Nederland waarbij de ouders niet goed voor hun eigen kind kunnen zorgen of hun eigen ouders juist af en toe de rust nodig hebben. In een dergelijk geval zou het de overweging waard kunnen zijn om pleegouder te worden. Het grootste verschil tussen adoptie en pleegouderschap is dat wanneer je adopteert je volledig (financieel) verantwoordelijk bent voor het kind en het ook juridisch je eigen kind wordt. Een pleegouder is deels verantwoordelijk, maar krijgt tevens nog een kleine financiële bijdrage om (tijdelijk) voor een kind te zorgen en wordt niet de juridische ouder. Je moet wat betreft de opvoeding altijd in overleg gaan met pleegzorg dan wel de echte ouders van het kind, al loopt het contact altijd via je vaste contactpersoon van pleegzorg. Je bent als het ware iemand die oppast gedurende een kortere of langere periode.

Wanneer ik via de website van Pleegzorg Nederland een aanvraag heb gedaan voor een informatiepakket over pleegzorg, moet ik een voorlichtingsbijeenkomst bijwonen wanneer ik door wil gaan met de procedure. Tijdens deze voorlichtingsbijeenkomst worden de verschillende vormen van pleegzorg nog eens uitgelegd en krijg ik opnieuw een map met documentatie met informatie mee over de volgende stappen.

Vervolgens moest ik me formeel aan te melden als potentiële pleegouder door een aanmeldingsformulier in te vullen en daarop alvast kenbaar te maken welke vorm van pleegzorg ik wil doen. Zo is er keuze uit crisisopvang, deeltijd pleegzorg (bijvoorbeeld een weekend of tijdens vakanties) of voltijd pleegzorg. Ook gaf ik een machtiging dat Pleegzorg mag informeren naar mijn verleden of er mogelijk onwenselijke situaties zijn geweest in het verleden waardoor het onverstandig zou zijn om het pleegkind in mijn gezin te plaatsen. Tevens moest ik een gezondheidsverklaring invullen zodat beoordeeld kan worden dat het plaatsen van een pleegkind niet in de weg wordt gestaan door de gezondheid van de ouders.

Na het insturen van deze gegevens duurt het ongeveer acht weken totdat ik bericht krijg van het ministerie van justitie of je wel of niet mag beginnen aan het pleegzorg traject. Ik kreeg na drie weken een brief samen met de verklaring van geen bezwaar thuis dat ze met mij door gingen. Vervolgens duurde het nog een week of twee tot drie tot pleegzorg telefonisch contact met mij opneemt om een afspraak te maken voor een eerste kennismaking. Na de eerste kennismaking, die op het kantoor van pleegzorg was, volgt er een tweede kennismaking, alleen dan bij mij thuis.

Net als bij adoptie komt bij het pleegouderschap ook een gezinsonderzoek van gemiddeld twee tot vier gesprekken. Dit is afhankelijk van bij welke organisatie de pleegzorg per provincie is ingedeeld. Tijdens deze gesprekken zouden mijn persoonlijke vragen en verwachtingen centraal staan. Eveneens worden de vragenlijsten nog eens doorgenomen en wordt gekeken welke vaardigheden ik al zou bezitten om een goede pleegouder te worden. Ook wordt gekeken welke vorm van pleegouderschap het beste bij mij zou passen. Deze gesprekken zijn tevens bedoeld om je goed voor te bereiden op je taak als pleegouder. Maar mocht het zo zijn dat pleegzorg of ik toch denk van: "Dit wordt hem niet." Dan kan ik altijd stoppen met het traject. Dit om te voorkomen dat er in een later stadium problemen zullen optreden.

Wanneer gezamenlijk wordt besloten om door te gaan naar de volgende stap, zou ik scholing krijgen. In deze cursus, die drie tot vijf avonden duurt, komen alle aspecten van pleegouderschap naar voren. In het gezinsonderzoek is al naar voren gekomen welke vaardigheden ik zou bezitten en welke nog verder ontwikkeld moeten worden. Deze ontwikkeling zal ik moeten laten zien in een actieve houding tijdens deze cursus.

Na het afronden van de cursus kun zou ik me officieel als pleeggezin kunnen laten inschrijven. Hierna zal pleegzorg kijken naar een juiste match met een kind wat bij mij past en zal, wanneer het zover is, onder begeleiding een kind aan mij voorstellen tijdens een kennismaking. Nadat een kind geplaatst is zou ik tevens ook nog begeleiding krijgen van pleegzorg. Dit omdat de doelstelling van pleegzorg geheel anders is dan ten opzichte van adoptie.

Tijdens de pleegzorg die ik zou bieden, wordt er altijd vanuit gegaan dat het de meest wenselijke situatie is om het kind weer terug naar huis te laten gaan. De meeste pleegkinderen hebben een geschiedenis waarom ze (tijdelijk) niet meer bij hun ouders kunnen wonen. Het vergt dan ook een stuk coaching en begeleiding dat ik aan het kind geef naast de opvoedkundige taak die ik als pleegouder heb. Ik help mee het kind een positief zelfbeeld te geven en zichzelf weer te kunnen zijn. Alle kinderen die ik via pleegzorg zou kunnen krijgen voor een korte of langere periode, zijn kinderen die allemaal een rugzak bij zich dragen. Het is wel belangrijk dat ik hiervan bewust ben. Met name wanneer ik zou kiezen voor weekend- of vakantiepleegzorg, zijn het met name kinderen die ik opneem om de ouders of pleegouders even te ontlasten en deze groep kinderen vergt dan ook veel aandacht en zorg.

Ondanks dat het kind niet mijn eigen kind zou worden, heeft pleegzorg wel voordelen ten opzichte van adoptie. Zo is de periode tot ik een kind in het gezin zou kunnen opnemen vele malen korter, omdat er vaak meer spoed bij komt kijken. Gemiddeld duurt het zes maanden tot een jaar tot een kind in het gezin opgenomen kan worden. Ook vergt het niet enorm veel kosten voor het gehele juridische proces, zoals bij adoptie, dan wel het afreizen naar het adoptieland. Voor pleegzorg krijg je in Nederland zelfs een vergoeding om het kind op te laten nemen in je gezin. Daarnaast kent het andere eisen dan bij adoptie. Zo moet een pleegouder minimaal 21 jaar te zijn en maximaal 65 jaar.

Ik heb dus langer de mogelijkheid om alsnog mijn kinderwens te vervullen. Wel geldt dat er maximaal 50 jaar tussen de leeftijd van mijzelf en het kind mag zitten en vanzelfsprekend is het van belang dat de pleegouder mentaal en fysiek in een goede gezondheid verkeren. Echter worden deze zaken al meegenomen in de voorbereidende fase. Nadeel van pleegzorg is dat ik niet altijd zou weten hoe lang het kind bij mij blijft. Zo is er bij crisisopvang vaak maar een korte periode dat het kind in het gezin verblijft, maar zijn er ook situaties dat het kind voor langere periode bij mij zou verblijven omdat er geen weg is terug naar de ouderlijke woning. Het kind zou tevens niet mijn eigen kind worden, zoals bij adoptie, maar dat hoeft niet minder te zijn. Immers kun ik nog steeds van het kind gaan houden en me eraan hechten zoals ik dat ook zou doen met mijn eigen kind, als ik die zou kunnen krijgen. Besef hier echter wel in, dat je het kind op een bepaald moment wel moet loslaten. Geen kinderen kunnen krijgen is dus niet per definitie het einde van de wereld en er zijn nog wel degelijk opties om bepaalde wensen te kunnen vervullen, al moet ik als mijn nieuwe ik dan wel anders denken, een ander pad inslaan. Wat dat betreft sta ik nog steeds op het kruispunt dat ik eerder beschreef in het boek. Rechtdoor is niet toegestaan omdat er een groot boord stond met "verboden toegang". Inmiddels verdwijnt de mist voor de routes zowel links als rechts. Er is doorgang, er verschijnen mogelijkheden en boven alles, de lucht word weer helder, de vogeltjes beginnen weer te fluiten en het leven gaat door. Het komt weer goed zeggen anderen, nee het wordt anders. Romano ontwikkelt zijn eigen nieuwe ik en dat heeft zijn tijd nodig. Alleen verandert de eigenlijke Romano niet, alleen de omstandigheden en de situaties zijn anders geworden dan wenselijk werden geacht in mijn eigen puberteit. Toch zou ik concluderen dat veel van mijn dromen nog waargemaakt kunnen worden. Ja, ik kan nog altijd blijven ondernemen en andere mensen blijven inspireren om te doen wat in hun hart ligt en daarmee andere mensen mogelijk gelukkig maken. Eigenlijk verandert dat niet, zolang ikzelf maar gelukkig kan zijn met wie ik ben en wat ik ben. En wie ik ben, in mijn karakter, in mijn aard van het beestje, dat is ook niet anders dan wanneer je niet weet dat je het syndroom van Klinefelter hebt. En als ik daarbij het syndroom van Klinefelter heb dan is dat helaas maar zo. Daar kan ik als persoon niets aan doen, daar ben ik mee geboren. Ik kan er moeilijk over gaan doen, maar dat maakt het voor mijzelf natuurlijk ook niet gemakkelijker. Dus eigenlijk begint mijn nieuwe ik vooral met mijn eigen zelfrespect. Kan ik mezelf respecteren en accepteren? Of kun jij jezelf respecteren en accepteren? Respecteren dat ik dit syndroom heb is een ding. Is makkelijk gedaan omdat je weet dat je niet anders kunt. Het is niet mogelijk om van elke lichaamscel te zeggen: wacht even, we halen er een extra X-chromosoom af en zo wordt je weer volledig man. Dat gaat niet en lijkt me ook nogal luguber als ik zou visualiseren hoe dat zou moeten plaatsvinden. Nee, het is niet anders. Het is nu vooral dat ik moet gaan accepteren dat ik zo ben en daarin mijn zelfrespect ontwikkel. Het is niet voor niks dat mensen bij veel dingen zeggen: "Begin bij jezelf", en dat geldt voor dit natuurlijk ook. Wanneer je zelf in de spiegel niets kunt zien van je eigen persoonlijkheid of een aandoening die in ieder geval niet levensbedreigend is, dan moet je het kunnen accepteren vind ik. Dat wil natuurlijk niet zeggen dat dit gemakkelijk is. En vaak gaat daar een heel proces om heen dat je jezelf kunt accepteren zoals jezelf bent. Ik kan me voorstellen dat dit natuurlijk niet bij alle aandoeningen opgaat. Voor het syndroom van Klinefelter zou je dit zeker kunnen stellen. Maar neem de tijd. Als je de tijd er niet voor wilt nemen, krijg je er later alsnog last van. Ga verwerken dat je dit hebt, ontwikkel je nieuwe ik en bedenk wie je bent, wat je wilt zijn en wat er nu eigenlijk anders is. En bedenk ook vooral wat er allemaal niet is veranderd! Is er überhaupt iets anders? In mijn geval kan ik niet voor honderd procent zeggen dat er iets anders is, ik kan immers geen kinderen krijgen, maar wel dat ik bijzonder ben. En niet alleen ik ben bijzonder, maar elk mens op deze aardbol heeft bijzondere eigenschappen, wat hem of haar nu onderscheidend of anders maakt. En gek is niet, het juist erg mooi dat het zo is. Anders zou je de hele dag, alle dagen van het jaar hetzelfde denken en waarschijnlijk hetzelfde doen omdat je op dezelfde gedachten uitkomt. Het leven verandert continu. Er komen mensen bij, er gaan mensen weg. Situaties veranderen, mensen veranderen, je omgeving verandert. Alles wordt anders. Maar dat hoeft niet per definitie te betekenen dat het slechter of beter wordt, het wordt anders en dat hoef je niet in te vullen met of het nu goed of verkeerd is voor jou zelf of een ander. Het is maar net hoe je er zelf mee omgaat. Want hoe kunnen anderen mij nu accepteren als ik mijzelf niet eens kan accepteren om wie ik ben?

Nu ik vooral weet om te gaan met mijzelf en mijn eigen veranderingen, is het niet onbelangrijk om me er bewust van te zijn dat niet altijd iedereen met mijn veranderingen kan omgaan. Dit geeft nog wel eens een botsing of een conflict. Of mensen snappen me niet meer zo goed, omdat ze nog altijd het oude plaatje van mij in hun hoofd hebben. Dit is ook helemaal niet erg en zelfs begrijpelijk. Als je nagaat dat elk mens in hokjes denkt, dan hebben mensen jou ooit in een hokje geplaatst en dat hokje is in het archief verdwenen. Mensen hebben altijd op die manier over jou gedacht met als gevolg dat ze het even niet meer goed weten als jij niet meer correspondeert met het hokje waar ze jou in hadden geplaatst. Het heeft tijd nodig om het hokje aan te passen en de juiste omschrijving te plaatsen in dat hokje. En soms willen mensen dat ook niet. In dat geval zou ik zelf denken: dat is hun probleem. Ik moet namelijk verder met mijn leven en ik zou niet iedereen te allen tijde het gevoel kunnen geven van het hokje waar zij mij ooit in hebben geplaatst en wat nu niet meer klopt. Soms is er dan geen andere oplossing dan dat bij de wegen die in het begin langs elkaar lagen als een snelweg, één van beiden de afrit moet nemen naar een andere snelweg om ruimte te maken op de oude snelweg en weer door te gaan met ieder zijn of haar eigen weg. En dat is niet altijd makkelijk, zeker niet als je meermaals hebt geprobeerd om de afritten van dezelfde snelweg van het leven op en af te rijden en op een bepaald moment zijn er geen opties meer. Dan zal het gaan belemmeren in jouw levenspad, die soms als een snelweg van beslissingen en situaties komt en gaat, tot jouw bospad waar je rustig kunt wandelen en genieten.

Wanneer ik mezelf accepteer en respecteer, kan ik dat gevoel ook op een ander overbrengen. Dan kan ik mijn eigen ik van binnen weer bloot geven en kan ik als jonge knul me weer open zetten voor relaties.

Ik ben Romano Sandee en ik heb het syndroom van Klinefelter. Ik ben een normale jongeman, maar ken slechts wat ongemakkelijkheden. Maar er zijn oplossingen genoeg om dat te overwinnen. Het is niet het einde van de wereld en ik blijf wie ik ben... En wie ben jij?

Osteoporose

Een man met Klinefelter en een testosterontekort heeft automatische een grotere kans op osteoporose, in de volksmond ook wel botontkalking genoemd. Dit komt doordat testosteron ondersteunend is bij het proces om botaanmaak te stimuleren om het aan te maken doordat het stimuleert osteoblasten aan te maken. Osteoblasten zijn cellen die ervoor zorgen om botstructuren aan te maken. Om deze reden werd na het bezoek aan de endocrinoloog ook direct een röntgenfoto gemaakt zoals ik al eerder schreef in dit boek. Echter geeft de röntgenfoto vooral weer in hoeverre je botten al zijn uitgegroeid of dat je juist nog aan het groeien bent. Het zegt in die zin relatief weinig over de staat waarin je botten verkeren. Al kunnen ze natuurlijk wel zien of ik ooit wat gebroken zou kunnen hebben door de groeilijnen die de botstructuren ook aangeven.

Daarnaast wordt gekeken hoe je botdichtheid is. Dit heeft ermee te maken dat de botdichtheid mede aangeeft in welke mate je botten sterk genoeg zijn. Bij een lage botdichtheid heb je bijvoorbeeld veel sneller de kans om botten te breken. Normaal gesproken is je botdichtheid optimaal rond je 35^e leeftijd. Het proces dat je botten vernieuwt, duurt gemiddeld twee tot drie maanden. Hoe jonger je bent, des te sneller vernieuwt de botstructuur en hoe ouder je bent, hoe langzamer het gaat en de botten worden brozer. Doordat testosteron bij mij aan de lage kant is, werd dus ook nog eens een botdichtheidmeting uitgevoerd. De meting vindt plaats met een soort röntgenstraling. De meting bestaat uit vier meetmomenten. In eerste instantie moest ik stil zitten naast een speciaal bed waarop mijn onderarm gemeten werd door een machine die langzaam een scan maakte van de onderarm. Per meting duurde het onderzoek ongeveer twee minuten, waarop ze het gehele bot langzaam goed konden meten. Na de meting van mijn hand moest ik op het bed liggen, waarna ze een meting maakten van de rug. Wat ik heel fijn vond aan de meting is dat ik gewoon mijn kleding aan kon houden, mits er geen metalen voorwerpen in verwerkt zaten. Daar had ik gelukkig al rekening mee gehouden door te kiezen voor een joggingbroek. Zeker omdat ik niet wist of ik me nou moest omkleden en dan is een joggingbroek gewoon wel fijn.

Daarna moest ik mijn voet naar binnen toe houden tegen een soort plankje, zodat ze ook mijn heup konden meten. Alles gewoon met kleding aan. Tenslotte werd het apparaat gedraaid. Dat was wel een beetje raar, want het bed ging omhoog terwijl de "arm" van het apparaat, waar de röntgenfoto mee werd gemaakt, werd gekanteld. Zo kan de patiënt op dat moment rustig blijven liggen en hoeft niet nog een extra beweging te maken om bij te draaien.

Vervolgens werd er dus een foto gemaakt vanaf de zijkant van de wervelkolom, om te kijken of de wervels goed ontwikkeld zijn. Hoe mooier de blokjes op de röntgenfoto vierkant of rechthoekherig zijn, des ter beter. Wel prettig dat de machine enorm patiëntvriendelijk is. Al had ik het zelf ook niet erg gevonden om te draaien, maar kan me voorstellen dat er ook mensen komen die al wel broze botten hebben. Voor hen is het lastiger (en tijdrovend) om te draaien.

Na afloop van de metingen was ik toch wel heel nieuwsgierig wat er te zien was. Toen ik ernaar vroeg nam de mevrouw die de metingen deed, nog even de tijd voor me om uit te leggen wat ze nu precies had gemeten en hoe het werkte. Zeker vanuit mijn professie als masseur had het natuurlijk ook mijn extra interesse. En ze kon ook meteen al zien of mijn botdichtheid binnen het gemiddelde of daarboven of eronder viel. Wat dat betreft had ze ook direct al goed nieuws voor mij, tenminste, iets waar ik me geen zorgen over hoefde te maken. In principe waren alle meetpunten op het juiste gemiddelde, alleen mijn linker pols was wat onder het gemiddelde. Maar omdat ze alleen de niet-dominante pols meten, zo vertelde ze, is die altijd zwakker. Voor zover ze daar iets over mocht zeggen gaf ze aan dat ik me daar niet heel erg druk over hoefde te maken, omdat het verschil minimaal was. Daar was ik dan ook wel blij mee.

Ook kun je de ontwikkeling van osteoporose best tegengaan. Ik heb daarin het voordeel dat ik veel slechte dingen niet doe. Ik rook niet en ik drink niet. De chemicaliën van tabak zorgen er bijvoorbeeld voor dat calcium niet goed wordt aangemaakt of in mindere mate, wat osteoporose niet ten goede komt. Ook een teveel aan alcohol maakt het voor het lichaam lastig om calcium in het lichaam toe te laten. Tenslotte gebruik ik wel cafeïne, bijvoorbeeld uit cola, maar een overmatig gebruik hiervan zou ertoe leiden dat ik calcium niet goed door het lichaam kan worden opgenomen. Dat is wel iets om steeds bij stil te staan.

Daarnaast is het bekend dat osteoporose toeneemt op het moment dat iemand minder beweegt. Dit zie je bijvoorbeeld al bij ouderen, die bij huis zitten of met pensioen zijn. Daarbij gaat de ontwikkeling van osteoporose een stuk sneller, dan bij ouderen die zelf nog actief in het leven staan. Om te voorkomen dat osteoporose zich snel ontwikkelt of überhaupt ontwikkelt, is het van belang te blijven bewegen. Voor mijn polsen is dat geen enkel probleem, gezien ik hier in mijn werk continu beweging in heb zitten, wat voor mij dus weer gunstig uitpakt. Daarnaast is vitamine D in de voeding erg belangrijk, omdat vitamine D van belang is bij de opname van calcium. In principe nemen we vitamine D op via de zon en via buitenlicht, daarnaast is vitamine D ook toegevoegd aan boter en margarine. Ook in veel halvarines is het een toegevoegde vitamine. Daarnaast zit er veel vitamine D in vette zeevis.

Daarnaast is het natuurlijk ook nog de overweging waard om een voedingssupplement te consumeren. Vaak zijn voedingssupplementen voor calcium of vitamine D gecombineerd, maar dat vindt je wel bij een drogisterij. Is er echter sprake van een flink verschil in de botdichtheid en met als gevolg de osteoporose, dan maakt zo'n voedingssupplement van de supermarkt of drogist echt geen verschil en moet er een andere aanpak komen. Dat zou dan beter wel in overleg kunnen gaan met je eigen endocrinoloog. In mijn geval lijkt het onnodig om voor het kleine verschil in een lagere botdichtheid van de polsen op dit moment medicatie te krijgen. Want elke medicatie heeft bijwerkingen en de vraag is of je dat wilt. Voor mij geldt in ieder geval dat de uitslag van het onderzoek mij enorm heeft gerustgesteld, omdat een goede botdichtheid van belang is in mijn toekomst en mijn beroep. Al is het natuurlijk niet zo dat dit de enige meting blijft. Ik neem toch aan dat de botontwikkeling in de toekomst wordt gevolgd, net als het gebruik van alle andere medicatie en het testosteronverloop.

Relaties en seksualiteit

Relaties spelen eigenlijk gedurende mijn hele leven een belangrijke rol. Eigenlijk bepalen de relaties die we als mens hebben voor een groot deel hoe wij onszelf voelen. Wetenschappelijk gezien staat dit ook vermeld op de piramide van Maslow.

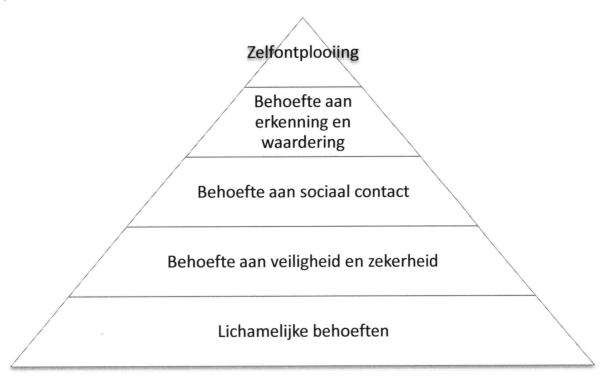

Abraham Maslow publiceerde in 1943 deze piramide om schematisch in kaart te brengen wat de behoeften zijn van de mens. In vijf lagen vind je de behoeften van de mens, die in een piramide zijn opgebouwd. De onderste laag is de basisbehoefte van die we hebben. Hierin vallen eten, drinken, slaap, sport en seks. Daarboven komt de behoefte aan veiligheid en zekerheid. Hierbij zoek je veiligheid binnen een groep of bij een individu. Hierin vallen ook onderdelen als werk en huisvesting. Daarnaast valt sociale zekerheid in deze laag.

In de laag sociaal contact vallen de contacten die betrekking hebben op vriendschap, liefde en sociaalpositieve relaties. Sociaalpositieve relaties kunnen zijn via bijvoorbeeld het internet waar je sociaal mee omgaat op een positieve manier. Maar ook zoals men penvrienden had, voordat we konden e-mailen, valt binnen de sociaalpositieve relaties.

In de laag die de behoefte vervult van erkenning en waardering wordt gezocht naar waardering van anderen binnen de sociale kringen. Ook wordt hier geprobeerd om de competentie van erkenning binnen groepsverband te vergroten.

Tenslotte is de laag van zelfontplooiing, waarbij je er naar streeft om de persoonlijk en mentale groeimogelijkheden te ontwikkelen.

Hoewel de piramide van Maslow niet tot nauwelijks erkenning heeft gehad van andere wetenschappers, is het tegenwoordig nog steeds een veel gebruikte weergave binnen de psychologie en pedagogie. Het is ook niet zo dat je per definitie alle stappen opnieuw hoeft te doorlopen in elke situatie. Zo kun je bijvoorbeeld een cursus volgen (zelfontplooiing), maar krijg je trek, dus ga je opzoek naar eten (lichamelijke behoefte), waarna je de cursus weer kunt vervolgen. Even later krijg je een telefoontje dat je een overstroming in je huis hebt gehad (behoefte van veiligheid), dus ga je naar huis terug. In dit voorbeeld zie je dat je tussen de verschillende lagen springt en niet per definitie de volgorde hebt die de piramide van Maslow hanteert. Echter zie je wel in de piramide van Maslow dat vriendschap en relaties een belangrijke rol in ons leven spelen en ik ervaar dat voor mezelf ook zo.

Vriendschappelijk

Voor mij functioneer ik één op één ook het beste. Daardoor heb ik ook nooit voorkeuren gekend om mij echt in een groep te bewegen of in een grote vriendenkring. Ik herinner mij nog goed dat bepaalde jongens in mijn klas op de middelbare school het altijd hadden over hun "grote" vriendenkring. Echter ik heb dat nooit zo gehad. Ik heb liever één of twee goede vrienden waar ik letterlijk en figuurlijk alles mee kan delen en waarbij ik altijd terecht kan als ik dat nodig heb, dan mensen die vooral je beste vriend zijn wanneer het ze uitkomt, of waarbij je je ei niet kwijt kunt. Maar ook voelde ik me qua vriendschap altijd meer aangetrokken tot vrouwen, dan tot mannen. Als ik dat nu zo achteraf bekijk en met het idee dat ik het syndroom van Klinefelter heb, dan is dat misschien ook wel logisch. Waarschijnlijk had ik al langer het gevoel dat ik wat anders ben dan andere jongens. Immers had ik ook pas later interesse in meisjes en seksualiteit en in die specifieke combinatie. Daarnaast heb ik eigenlijk altijd wel gehad dat ik het beter kon vinden met vrouwen omdat ze over het algemeen een betere gesprekspartner zijn dan mannen. Wellicht is dat dan toch het vrouwelijke extra chromosoom wat ik altijd al bij me draag, dat ik daardoor iets meer aantrekking tot vrouwen heb gevoeld. Daarnaast beviel en bevalt mij ook het machogedrag van veel mannen in de puberteit en tegenwoordig niet. Doe maar gewoon normaal en wees jezelf. En ook de interesses lagen mij lang niet zo als bij mijn leeftijdsgenootjes van 14/15 jaar. Zij waren nog druk aan het puberen, terwijl ik eigenlijk al wat "volwassener" werd door al bezig te zijn met de maatschappij, mensen om mij heen en had eigenlijk geen interesse in auto's, brommers of voetbal, zoals veel andere jongens dat wel hadden. Als is het natuurlijk zo dat interesses niet afhankelijk zijn van geslacht, maar van persoon.

Ik zocht eigenlijk al vroeg gewoon een goed gesprek, daar hechtte ik meer waarde aan en zo ben ik ook tot de vriendschap gekomen met Charrissa. Eigenlijk door een goed gesprek. Weliswaar online, maar met haar ben ik al jaren bevriend en bij haar kan ik alles kwijt. En andersom spreekt het voor zich. Het is een bepaalde band die zich heeft ontwikkeld dat je zonder al te veel woorden weet dat er iets is of juist niet. Ook al woont iemand dan verder weg, binnen een vriendschap doet dat niet ter zake. Soms is het een nadeel, zeker als je er even doorheen zit, maar over het algemeen is het juist weer fijn om er op zo'n moment gewoon even uit te gaan. Net als bij Chantal, is Charrissa een ster in onbevooroordeeld een gesprek voeren en open zijn. Daarnaast kan Charrissa heel goed op de stoel gaan zitten van de adviseur die vertelt wat je zou moeten doen. Zo heeft eigenlijk elke vriendschap een bepaalde rol in je leven en deze vriendschappen had ik eigenlijk al voordat ik de diagnose van het syndroom van Klinefelter kreeg.

Naast Charrissa en Chantal heb ik wel veel "losse contacten" die ik niet beschouw als echte vrienden. Deze titel moet je bij mij altijd verdienen. Door de duur van de vriendschap of simpelweg het gevoel wat ik bij die persoon heb, of iemand een echte vriend of vriendin voor mij is. Echter zijn dit in mijn geval ook weer allemaal vrouwen, wederom met het gevoel dat ik daar gewoon beter mee functioneer en beter mee om kan gaan. Ook allen die ook een diepgaander gesprek durven aan te gaan en durven te zijn wie ze zijn. En dat is denk ik van belang bij elke vriendschap. Iedereen is anders, maar je moet toch tenminste jezelf kunnen zijn in de omgeving van je vrienden en naasten. Ondanks dat je bij ieder misschien en andere rol vervult. Of het nu de prater is, de luisteraar of de entertainer, dat moet niet uit hoeven maken, want je moet eigenlijk gewoon jezelf kunnen zijn en ik mag van geluk spreken dat mijn vrienden wel veel accepteren en respecteren. Ik heb ze ook gevraagd op het moment dat ik de diagnose kreeg: "Heb jij mij ook anders beschouwd dan andere jongens van dezelfde leeftijd en zo ja, wat was er anders?"

Eigenlijk kreeg ik daar diverse antwoorden op, maar in de hoofdlijn vonden mensen mij normaal. Wel gaven ze aan dat ik anders was in de zin dat ik een prater was en niet zo zeer als een hondje achter de vrouw aan liep, zoals veel andere jongens van mijn leeftijd deden. Dat wordt toch wel als prettig ervaren. Verder hadden mensen niet echt het idee dat ik heel anders was dan andere jongens, "gewoon normaal" kreeg ik vaak terug. Chantal vertelde dat ik misschien wat verder was dan "leeftijdgenoten", maar het net zo goed ook over seks had, of interesses had om naar de bioscoop te gaan. Maar ook dat ik vooral een pro-actieve houding heb. Als ik denk: dat wil ik gaan doen, dan ga ik dat ook doen en hak ik eigenlijk vlot knopen door. Hierdoor is ook mede dit boek ontstaan natuurlijk. "Al brengt wellicht de extra X-chromosoom toch wat extra vrouwelijke trekjes met zich mee zoals de actieve luisterhouding, wat misschien ook een beetje gay over kan komen", vertelt Chantal er aansluitend bij. Chantal had ook nooit gedacht dat het mogelijk iets met Klinefelter te maken kon hebben. Achteraf verklaart het wel dingen, maar dit kunnen net zo goed karaktereigenschappen zijn of waarden die je hebt of van huis uit hebt meegekregen. "Mannen kunnen ook over helemaal niks ouwehoeren en jij kan ouwehoeren, maar ook heel serieus zijn, waardoor de vrouwelijke trekjes misschien verder naar voren komen." Vult Chantal aan. Ondanks dat vindt Chantal me verder een normale jongen en niet anders dan andere jongens, waardoor Klinefelter ook niet zo snel werd vermoed tijdens de vriendschap die ik met Chantal heb. Charrissa gaf een uitgebreider antwoord, omdat ik ook "speciaal" voor haar ben. Voordat ze mij ontmoette had ze toch erg weinig vertrouwen in jongens in het algemeen. Toen we elkaar leerden kennen waren we beiden 16/17 jaar, dus ze was ook nog erg onzeker. En ik heb haar door mijn persoonlijkheid en mijn gesprekvoering weer opnieuw jongens doen leren vertrouwen waardoor ik voor haar bijzonder ben. En ik denk dat ook kenmerkend is aan een vriendschap. Een goede vriendschap is een vriendschap waar in je verschillende "donkere" periodes hebt en zolang daarin de vriendschap blijft bestaan, kun je spreken van een goede vriendschap. Je zou het net als een huwelijk kunnen beschrijven; er voor elkaar zijn in goede en slechte tijden, tot de dood je scheidt. Althans, dat bedenk ik dan maar zo. Een vriendschap voor het leven.

Nu ik weet dat ik het syndroom van Klinefelter heb, zou dat niet moeten uitmaken voor vriendschappen die er nu zijn. Of eventueel nog gevormd zullen worden in de toekomst. Ik ben wie ik ben en het heeft geen enkele zin om mij anders te gaan voordoen. Wanneer je er met iemand over praat, dan komt het eigenlijk vanzelf ter sprake en Klinefelter heeft wat dat betreft ook maar weinig invloed op een vriendschapsrelatie. Het enige wat anders kan zijn, is wanneer je toch testosteron gebruikt. Dan kan het zijn dat je iets anders overkomt of, anders gezegd, je bijwerkingen ervaart. Zo zei Charrissa toen ze bij mij was dat ik vooral onrustig werd van de testosteron. In plaats van dat ik normaal rustig zat, moest ik bewegen. Maar dat heeft geen invloed op wie ik ben natuurlijk.

Voor nieuwe vriendschappen zou ik het nu bijvoorbeeld direct vertellen. Dat heeft er vooral mee te maken dat het voor mij nu heel actueel is en omdat ik het nog maar enkele maanden weet. Het is heel vers waardoor ik er veel mee bezig ben. Daarnaast ben ik erg extravert, waardoor ik het ook sneller zou vertellen dan iemand die bijvoorbeeld introvert of verlegen is. Maar op het moment dat de diagnose wat bezonken is, zou ik het misschien pas ter sprake brengen wanneer het toevallig aan de orde komt of wanneer ik die persoon wat beter ken en zij dit boek nog niet gelezen hebben. Maar hoe breng je het dan? Je kunt het eigenlijk op verschillende manieren brengen, zeker als je vanuit het niets met deze boodschap komt kun je verschillende manieren gebruiken om te vertellen dat je het syndroom van Klinefelter hebt.

Je kunt eenvoudig beginnen met: "Ik moet je wat vertellen." Maar dan klinkt het gelijk een beetje serieus. Je kunt het ook wat luchtiger brengen, zoals je zelf wilt, door er bijvoorbeeld een half grapje aan toe te voegen. Je zou kunnen zeggen dat iemand zijn of haar stoel vast moet houden, anders kon je gesprekspartner er misschien nog wel vanaf vallen. Vervolgens kun je vertellen dat je het syndroom van Klinefelter hebt, wat dat precies inhoudt. Dit kan op de manier zoals ik al eerder in het boek beschreef, maar persoonlijk zou ik het afstemmen op het niveau van de gesprekspartner. Als iemand in zijn of haar achtergrond een medische of klinische studie heeft gedaan, kun je het ook op die manier vertellen. Heeft iemand er toch niet zoveel kaas van gegeten, breng je het op een jip-en-jannekeniveau waardoor het goed en gemakkelijk te begrijpen is. Wat in ieder geval belangrijk is tijdens dit gesprek is dat je de tijd neemt en aangeeft dat het iets is wat bij je hoort. Geef ook de ruimte voor je gesprekspartner om vragen te stellen. Misschien heb je zelf na dit boek een heel duidelijk beeld, maar besef dat het voor een ander allemaal nieuw is en dat deze de boodschap waarschijnlijk totaal niet verwacht. Iemand is meestal overdonderd op het moment dat je het vertelt en er kunnen allerlei reacties uit voortkomen. Van iemand die er juist stil van wordt en het alleen maar op het woord "okee" houdt. Simpelweg omdat ze niet weten wat ze moeten zeggen of hoe ze erop moeten reageren. Houdt hier alvast rekening mee op het moment dat je het wilt vertellen. Niet iedereen is van nature zo nieuwsgierig dat mensen doorvragen. Maar ook als iemand niet reageert zoals verwacht dan kun je altijd aangeven dat de persoon in kwestie altijd vragen mag stellen. Wees hier vrij in. De meeste vragen komen pas later op een moment dat de boodschap is bezonken bij je gesprekspartner. Zeker als ik terugdenk aan het moment dat ik de diagnose kreeg van de gynaecoloog. In eerste instantie had ik niet echt vragen, die kwamen pas na de grootste schok. Het is dus van belang dat je hier na afloop ook open voor staat. Benadruk in je gesprek vooral dat jij er niet van verandert en dat het geen invloed heeft op de vriendschappelijke relatie die je met je gesprekspartner hebt. Wanneer je met testosteronmedicatie begint, is het ook verstandig om je vrienden en naasten hiervan op de hoogte te brengen van dit gebruik. Met name omdat je al hebt kunnen lezen dat de medicatie van testosteron bijwerkingen kent. Van je vrienden en naasten kun je het best hebben dat zij veranderingen opmerken en jou hierop kunnen wijzen, zodat je jezelf bewust bent van de eventuele veranderingen. Charrissa zei tegen mij bijvoorbeeld dat ik onrustiger was, was mijzelf nog niet zo opgevallen.

Het meest belangrijke, of het nu om een vriendschappelijke relatie gaat of een liefdesrelatie, is dat je eerlijk, open en duidelijk bent naar de ander. Daar heeft je gesprekspartner het meeste aan en uiteindelijk jijzelf ook. Omdat de ander je dan misschien beter begrijpt in sommige situaties, waarom je op dat moment op die manier handelt.

Liefdesrelaties en seksualiteit

Binnen mijn liefdesrelaties heb ik naar mijn idee eigenlijk altijd normale relaties gehad, niet anders dan bij andere jonge jongens. Wel was en ben ik altijd wat anders geweest door andere interesses en had ik altijd het idee dat ik in mijn ontwikkeling al wat verder vooruit liep op mijn leeftijdgenoten. Zo trof het dan ook bij mijn ex-partners in relaties. Ik heb eigenlijk wel altijd relaties gehad met meisjes die al verder in hun ontwikkeling waren in vergelijking tot hun leeftijdgenoten en een goede gesprekspartner.

Tijdens de eerste relatie die ik had met Heleen, eigenlijk ben ik op haar voor het eerst verliefd geweest, het was een intense relatie voor mij waarin ik terugkijkend op het Klinefelter aspect eigenlijk geen gekke dingen ben tegen gekomen. De vrouwelijke trekjes van praten had ik toen al, maar net als andere jongeren was ik al wel bezig met seksualiteit. Met Heleen heb ik eigenlijk alles voor het eerst gedaan, ook mijn eerste romantische buien waarin ik bijvoorbeeld voor haar had gekookt tot het intieme van seksualiteit. Heleen heb ik ook gevraagd te reageren op wat ze destijds vond van de dingen zoals dat ik al borstvorming had op de leeftijd van 17/18 jaar, net als vragen over de seks die wij hadden. Echter, ze kon zich dat niet meer goed herinneren en ze wilde liever ook niet meewerken aan dit boek, dan wel de vragen beantwoorden. Ik heb dus niet echt een beeld van wat Heleen er nu van vond. Naar mijn idee was de relatie wel goed, voor zolang die duurde, en behandelde ik haar met liefde.

Mijn tweede ex-partner was Lieke. Op het moment dat wij een relatie kregen was ik een jaar of 20. Met Lieke heb ik vooral een vlugge relatie gehad, in alles eigenlijk. Vanaf het moment dat ik haar ontmoet had via een datingsite, tot voor het eerst afspreken tot aan dat we bij elkaar in bed belandden. Lieke wilde wel meewerken aan de vragen die ik had, met name of ze ooit iets had gemerkt of verwacht dat ik anders was dan andere jongens van rond dezelfde leeftijd. Qua karakter was dat niet zo veel anders, alleen dat ik wel een andere lichaamsbouw had dan andere jongens. Daarin viel de borstvorming natuurlijk wel op. Lieke vond dat niet aantrekkelijk, maar was er niet over uit of dat echt een afknapper was. Ze zou ook niet zo snel stimuleren om in mijn geval bijvoorbeeld aan te sturen op plastische chirurgie, maar vooral vragen naar wat ik had gewild. Als ik het had gewild toen ik met haar een relatie had gehad, dan had ze me absoluut niet tegengehouden. Als ik het niet had gewild, dan was het ook goed geweest en had Lieke daar ook niet op aangedrongen. Je zou kunnen stellen dat ze een lief mens is Ook heb ik haar gevraagd naar de seksuele ervaring tijdens onze relatie. Mede omdat mijn herinnering was dat we juist relatief snel met elkaar in bed lagen en op de momenten dat we samen waren, in frequentie vaak seks hebben gehad. Mijn gevoel was altijd dat ze er wel tevreden over was, gezien we het juist vaak deden. Echter, Lieke ervoer het juist wel weer anders. Ze vond de seks niet erg lekker, met name omdat de penis haar onvoldoende raakte, zowel in de omvang als lengte. Dat vond ik erg jammer om te horen. Met name omdat je zelf dan een heel ander beeld ervan had, dat natuurlijk er ook weer positiever uit zag. Achteraf gezien is het natuurlijk ook extra jammer, omdat ik haar dan niet heb kunnen geven wat ik had gewild in onze relatie, namelijk haar ook laten genieten van de intimiteit die wij dan samen hebben. Ze zou op langere termijn wel verwachten dat we, wanneer we nog wel een relatie hadden gehad, minder seks te hebben dan met een normale jongen, juist omdat ze dan onvoldoende gestimuleerd wordt tijdens het vrijen. Al zou het niet uitmaken of ze wel of geen relatie met de jongen zou hebben. Het syndroom van Klinefelter, of elke aandoening dan ook, zou voor Lieke niet uitmaken of ze wel of niet een relatie met de man aangaat, maar om de persoon die erachter zit en of die goed bij haar past. Tenslotte vroeg ik Lieke nog hoe ze graag had willen horen dat ik het syndroom van Klinefelter had. Immers had ik op het moment dat ik weer contact met haar opnam voor het schrijven van dit boek, al ruim drie jaar geen contact meer met haar. Plots kreeg ze de diagnose te horen en dit kwam komt even hard aan ze wist ook niet goed wat ze moest zeggen. Maar stel nu dat ik Lieke op een mooie lentedag tegenkom en we gaan daten. Je kunt niet het syndroom van Klinefelter verzwijgen, dat gaat alleen al in tegen mijn persoonlijke principes, maar hoe dan wel? En wanneer is dan het juiste moment om het te vertellen? Voor Lieke zou dat na de eerste date zijn. Op het moment dat ze mij heeft gezien en een gesprek met me heeft gehad. Dan weet ze een beetje wie ik ben, zodat je niet direct afgerekend wordt op het syndroom van Klinefelter.

Mijn derde ex kreeg ik toen ik 21 jaar was. Renate was ik wederom via het internet tegengekomen. Alleen duurde het langer voordat we pas afspraken. We hebben tijdens de relatie meer besteed aan het uitwisselen van mails, MSN gesprekken en hoge telefoonrekeningen. Uiteindelijk is het niet echt een relatie geweest, althans, nooit iets officieels dat je tegen elkaar zegt dat je een relatie hebt. Van Renate heb ik tijdens het schrijven van dit boek helemaal geen reactie gehad, dus ook haar kant kan ik niet zo uitgebreid belichten zoals bij Lieke. Wat ik natuurlijk heel jammer vind. Van mijn kant kan ik alleen zeggen dat ik tijdens onze relatie niet het idee had dat Renate zat met de borstvorming. En aan de andere kant omdat we gedurende zo'n jaar met elkaar gescharreld hebben, zou ik ook niet denken dat het een probleem moet zijn geweest voor haar. Maar zeker weten doe ik het natuurlijk niet.

Na Renate heb ik eigenlijk geen relaties meer gehad, ook op het moment van het schrijven van dit boek niet. Dus ik kan eigenlijk alleen maar handelen en schrijven vanuit hoe ik het vanaf nu in de toekomst ga doen. Hoe zou ik vertellen aan mijn toekomstige partner dat ik het syndroom van Klinefelter heb?

Speciaal voor dit onderdeel van dit boek heb ik een enquête laten invullen door jonge vrouwen tussen de 18 en 35 jaar, waarbij de grootste groep tussen de 20 en 23 jaar jong was. Ik heb de dames gevraagd naar hoe zij nu in relaties staan en of ze het eigenlijk graag van hun partner willen weten of iemand het syndroom van Klinefelter heeft. En wanneer zou je zoiets moeten vertellen? Ik als extravert persoon zal het vrij direct vertellen bijvoorbeeld. Een kleine 150 jonge dames hebben meegedaan aan de enquête. Het grootste deel van de deelnemers had nog nooit eerder van het syndroom van Klinefelter gehoord, maar ondanks dat ze werd verteld wat het inhoudt, wilden nog steeds 6 van de 7 dames gewoon een relatie met een Klinefelter-man. Tevens staan veel vrouwen ook nog open op het gebied van een kinderwens, hier alternatieven voor te zoeken samen met de partner, wat mijzelf toch wel enigszins gerust stelde. Het is dus nog geen einde van de wereld met deze diagnose op het gebied van liefdesrelaties. Daar was ik zelf toch wel wat bang voor op het moment dat ik de diagnose kreeg en direct in de weken erna. Toch speelt dan de vraag, stel ik krijg een relatie. Dan moet ik het toch op een bepaald moment gaan vertellen.

In eerste instantie speelt dan de vraag, wanneer ga je het vertellen? Natuurlijk gaat het uiteindelijk om wie je bent. Ik ben niet Klinefelter, maar Klinefelter is wel een onderdeel van wie ik ben. Mijn toekomstige partner leert mij kennen, met alles wat bij mij hoort en wie ik precies ben, dus moet mijn toekomstige partner ook op de hoogte zijn dat ik het syndroom van Klinefelter heb en daarin is het belangrijkste dat ik de kinderwens van mijn toekomstige vrouw niet op een natuurlijke manier in vervulling kan laten gaan. Dit kan alleen via een omweg. Enkele vrouwen die mee hebben gedaan aan de vragenlijst zeggen dat je het direct op de eerste date. Opvallend genoeg waren dit ook de vrouwen die allen aangaven dan geen relatie met een Klinefelter-man te willen aangaan. Echter waren dat maar vijf jongedames in een groep van 150 dames. Ongeveer 1 op de 7 dames zei op de derde date en de rest gaf aan wanneer het serieuzer begint te worden, dan is het moment om te vertellen dat je het syndroom van Klinefelter hebt.

Persoonlijk zal ik, wanneer het voor mij actueel is zoals in de periode dat ik dit boek schrijf of wanneer ik veel medische onderzoeken heb, het vrijwel direct zeggen in een gesprek. Mits het ook goed voelt. Dat is natuurlijk essentieel in elk gesprek, het moet altijd goed voelen om het een ander te vertellen. Voelt het nog niet goed, dan kun je beter nog eventjes wachten. Weet je het al wat langer, dan kun je het ook nog eventjes voor je houden en even afwachten hoe de relatie met je potentiële partner zich ontwikkelt. Daarna kun je besluiten om op een bepaald tijdstip, wanneer het bijvoorbeeld serieuzer wordt, te vertellen dat je het syndroom van Klinefelter hebt. Veel vrouwen hebben namelijk wel degelijk een kinderwens (tijdens de vragenlijst ongeveer 3 op de 4 dames) en dat is nu net wat bij het syndroom van Klinefelter niet kan. De vraag is dan wanneer je het gaat vertellen aan je potentiële partner. Eigenlijk zou ik zeggen, dat verschilt per persoon wanneer je het graag wilt vertellen. Zelf zou ik eigenlijk doen als de meeste dames uit de vragenlijst zeggen: wanneer het serieus begint te worden. Wanneer dat is? Dat is afhankelijk puur van hoe je houding is tegenover je potentiële partner. Echter, het is wel belangrijk dat de je de ander je eerst eerst leert kennen zonder dat er een labeltje van Klinefelter aan kleeft, want zoals ik al schreef: jij bent niet je Klinefelter, het is slechts een onderdeel van jou. Laat iemand eerst kennismaken met jouw karakter, hobby's, wat je doet in je dagelijks leven, hoe je in het leven staat, en dat soort dingen. Een aantal vrouwen heeft in de vragenlijst hebben aangegeven dat ze het graag horen op het moment dat ze hun kinderwens uitspreken. Ook wanneer dit gebeurt (sommige vrouwen zijn hier erg vroeg mee, met name als hun biologische klok begint te tikken), moet je eerlijk kunnen zijn naar je partner toe. Vanuit dit oogpunt is het ook verstandig om in een vroeg stadium te "vissen" naar de kinderwens van je partner.

Wanneer je partner begint over kinderen en je hebt nog niet verteld dat je het syndroom van Klinefelter hebt dan zou dit juist het juiste moment zijn om het te vertellen en dat je deze wens dus zelf niet in vervulling kunt laten gaan. Echter is het wel van belang dat je hier de tijd voor neemt. Niet even snel tussendoor of bijvoorbeeld wanneer ze over haar kinderwens begint even vertelt: "Ja, schat, dat zit er niet in, ik ben niet in staat om zaadcellen te produceren." Wees niet te luchtig over het onderwerp. Je hebt een serieuze aandoening, waar je serieus mee om moet gaan wanneer je er met je partner over praat. Ook is het belangrijk om te kiezen voor de juiste plek om het te vertellen. Wat bijvoorbeeld helemaal geen goede plek is, is in een café, discotheek, kroeg of andere uitgaansplek. Of wanneer je aan het wachten bent op de trein. De voorkeur gaat dan liever toch uit naar een plek waar jullie beiden je op gemak kunnen voelen en waar je niet wordt gestoord. Dit kan bij jou of haar thuis zijn in een open gesprek. Het is belangrijk voor het moment dat je het gaat vertellen, dat je je partner of potentiële partner enigszins voorbereidt. Niet dat ze gelijk het ergste gaat denken, maar ook niet dat het vanuit het niets komt. Dat kan door te vertellen dat je het over iets heel belangrijks moet hebben, maar dat je het liever persoonlijk wilt vertellen.

En dan is het zover. Je hebt afgesproken met je partner. Zorg er op dat moment voor vooral dat zij zich op gemak kan voelen. Het is belangrijk dat je eerlijk en duidelijk bent. Ga vooral niet met omwegen naar je verhaal toe. Vertel wat je hebt, het syndroom van Klinefelter, en wat daarvan de consequenties zijn. Vertel de consequenties voor jezelf. Geef dan aan dat je nu naar een serieuze relatie werkt en dat het ook belangrijk is te bekijken wat de consequenties zijn die invloed hebben op de relatie die je hebt. Net als jij, wil zij ook graag weten waar ze aan toe is en een afweging maken om met je door te gaan of niet. Het is niet onmogelijk om met een man met Klinefelter te leven, maar wanneer de wens van eigen kinderen van haar met haar partner heel groot is, is de kans aanwezig dat ze een partner zoekt om kinderen mee te krijgen. Dit verlangen wordt vaak groter wanneer de biologische klok begint te tikken. Vergeet dit ook niet om mee te nemen in het achterhoofd voordat je een gesprek in gaat. Het ook belangrijk om je partner te vertellen over de opties die jullie samen hebben, dat kan aan de hand van de opties die in dit boek zijn beschreven, maar ook door het samen erover te hebben kom je tot gezamenlijke opties voor jullie eventuele kinderwens.

Wanneer je medicijnen zoals bijvoorbeeld testosterongel gebruikt, is het ook belangrijk om de diagnose te bespreken. Zeker wanneer je begint met intiem contact is het uiterst belangrijk dat je partner hiervan op de hoogte is, zodat ze niet gek kijkt wanneer je je nog moet wassen op het laatste moment om overdracht van de gel te voorkomen.

Neem de tijd voor dit gesprek, maar laat vooral ook ruimte open voor jouw partner die ongetwijfeld vragen heeft over je aandoening en jullie toekomst samen. Probeer hier zoveel mogelijk antwoord op te geven. Wanneer je de antwoorden op de vragen niet weet, kun je dit samen met je specialist, je endocrinoloog, maatschappelijk werker of huisarts bespreken. Sommige vrouwen geven er de voorkeur aan om na het horen van jouw diagnose in huiselijke situatie, om alsnog met een deskundig iemand te spreken. Bijvoorbeeld je behandelend arts. Persoonlijk zou ik niet naar de huisarts gaan voor dit gesprek, met name omdat veel huisartsen niet deskundig genoeg zijn op het gebied van het syndroom van Klinefelter. Zeker als dat mogelijk is bij je behandelend arts, bijvoorbeeld je endocrinoloog, wil ik dit aanbevelen. De endocrinoloog kan veel meer vragen beantwoorden, kent de vragen van je partner beter en heeft mogelijk al vaker deze specifieke vragen bij andere Klinefelter-mannen beantwoord.

Wanneer je partner hier de voorkeur aan geeft, probeer hier dan ook de ruimte voor te vinden. Persoonlijk denk ik dat je partner gewoon van een deskundige nog eens wil weten wat de mogelijkheden zijn, zeker met betrekking tot een eventuele kinderwens. Echter wanneer de relatie serieuzer wordt en de kinderwens vervult gaat worden, bijvoorbeeld via een zaaddonor, dan is juist de specialist op de afdeling gynaecologie weer wenselijk. Bespreek deze wensen dus zeker samen met je partner. Net als de alternatieve wensen waar geen biologische kinderen aan te pas komen.

Onderschat echter niet dat het syndroom van Klinefelter een pittige boodschap kan zijn voor je partner. Immers ziet ze een gezonde man aan de buitenkant, maar blijkt deze niet vruchtbaar te zijn. Wanneer je een gesprek hierover afsluit, kun je vertellen dat je begrijpt dat het heel veel informatie is en dat het ingrijpend is voor jullie toekomstige relatie. Laat het bezinken en geef haar de ruimte hiervoor. Naast dit voorbeeldgesprek kun je natuurlijk de informatie van uit dit boek aanhalen in je gesprek.

In het kort een voorbeeldgesprek

Nu we serieuzer onze relatie ingaan, is het belangrijk dat je toch iets over mij weet. Ik heb namelijk het syndroom van Klinefelter. Heb je hier ooit van gehoord? Dit syndroom houdt in dat ik een extra vrouwelijk chromosoom heb. In plaats van 46 chromosomen heb ik 47 chromosomen en in plaats van 2 geslachtschromosomen heb ik er 3. Dit betekent dat ik per definitie onvruchtbaar ben en dat we niet via de natuurlijke weg kinderen kunnen krijgen. Dat zou betekenen wanneer we samen kinderen zouden willen dit op een andere manier moet worden bereikt, bijvoorbeeld via donorzaad, adoptie of pleegzorg. Ook heb ik te weinig testosteron in mijn lichaam, waarvoor ik extra aangevuld krijg via een gel op de huid. Daarnaast heb ik vergrootte kans op vroegtijdige botontkalking, mede om dit te voorkomen wordt de gel gebruikt.

Voor onze relatie betekent het vooral dat we niet via de natuurlijke weg kinderen kunnen krijgen, maar voor de rest alles kunnen doen.

Ik begrijp dat dit onverwachts voor je komt, daarom wil ik je ook de ruimte geven om dit te kunnen laten bezinken. Maar wanneer je vragen hebt, dan moet je ze gewoon aan mij stellen.

Seksualiteit

Eigenlijk ben ik tot de diagnose van het syndroom van Klinefelter niet anders omgegaan met seksualiteit dan de meeste jongeren van mijn leeftijd. Ik praatte hier net zo goed over en binnen de relaties die ik heb gehad was seks ook normaal en een gespreksonderwerp waar ik me graag mee bezig hield. Ik had eigenlijk voor het schrijven van dit boek, of voor de diagnose Klinefelter, ook nooit het idee dat bijvoorbeeld de maat van mijn penis anders zou zijn dan die van andere mannen. Ik ging nooit met een paar mannen bij elkaar om elkaars penissen te bekijken op grootte of omvang. Dat deed ik simpelweg niet, dus

> Een gemiddelde penis is tussen de 12 en 17 centimeter lang en heeft een gemiddelde omvang van 8 tot 12 centimeter gemeten bij de eikel.

had ik in dat opzicht ook niet geen vergelijkingsmateriaal en ging ik er vanuit dat de omvang van mijn penis als normaal wordt beschouwd. Toch speelde seksualiteit als jongere een belangrijke rol in mijn leven (en ik verwacht ook wel wanneer ik ouder ben). Immers als je langdurig een relatie hebt, heb je veel van elkaar nodig, maar moet het seksueel contact en de intimiteit ook goed zijn. Ik kan me eigenlijk niet voorstellen dat ik een langdurige relatie zou kunnen hebben zonder seksueel contact. En daarin speelt voor een man de penis weer een belangrijke rol. Het is je mannelijkheid wat je onderscheid van het vrouwelijk geslacht. In de kroeg wordt ook niet voor niks opgeschept over de grootte van de penis, om alleen maar te laten zien hoe mannelijk iemand wel of niet is natuurlijk. Al moet je dat soort taal vaak met een korreltje zout nemen. Ook bestaan er allerlei bruggetjes die zouden aanduiden hoe groot de penis voor de man zou zijn in erectie. Zo ben ik verschillende theorieën tegengekomen zoals dat de penis in erectie drie keer zo groot zijn als de duim, dat mannen met een grote schoenmaat een grote penis hebben of dat hoe groter de auto van de man, des ter kleiner de penis. Eigenlijk zijn deze theorieën nooit onderbouwd, maar zijn leuk om te vertellen in de kroeg.

> **Wist je dat...** De kleinste penis ooit in erectie was 1,5 centimeter, de grootst ooit gemeten in erectie was 33 centimeter

Op het moment dat Lieke mij dus vertelde dat ze onvoldoende stimulans kon krijgen tijdens het vrijen, zijn er wat belletjes gaan rinkelen en bedacht ik me vooral, wat jammer dat ik dat niet eerder heb geweten. Toen had ik er wat aan kunnen doen in de zin van haar op andere manieren te laten genieten van de intimiteit die wij samen deelden. Ik moest helaas hierna concluderen ook dat mijn penis een centimeter kleiner is dan de gemiddelde lengte, maar wel in de omvang overeen kwam in erectie. En dan is het ook wel logisch dat het onvoldoende stimulatie kan geven tijdens het vrijen met een vrouw. Daarnaast is de lengte van de penis van belang bij het klaarkomen van de man. Zo is dit onderzocht door de State University van New York in 2003.

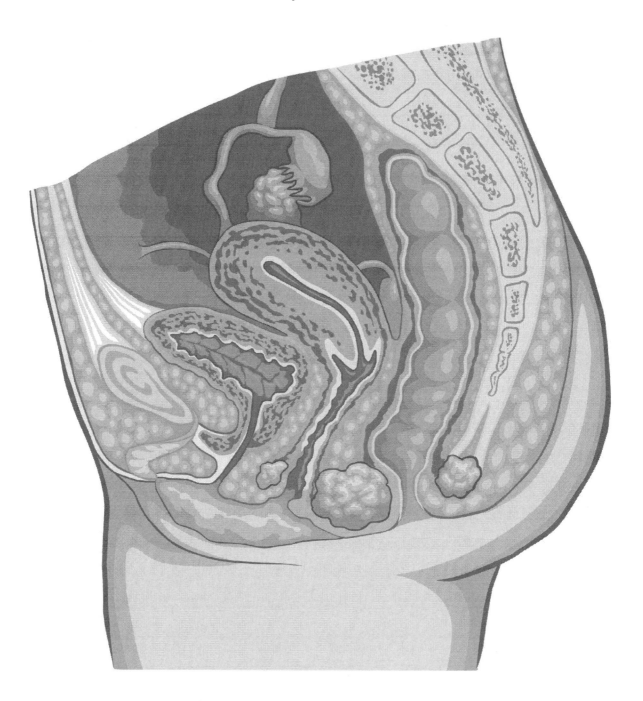

© Fotolia. Dwarsdoorsnede vrouw.

Zij concludeerden dat de lengte van de penis er toe doet om de stuwkracht waarmee sperma naar buiten komt, tot 40% kon versnellen doordat de man een langere penis had. Dat zou ook verklaren waarom ik minder snel tot een orgasme kom, wat eigenlijk bij alle sekspartners het geval was. Ik raak namelijk minder snel de vaginawanden en de baarmoeder. De vaginawanden zijn eveneens rekbaar. In rust is de diepte van de vagina ongeveer 8 centimeter. Echter wanneer de vrouw opgewonden raakt, kan dat oplopen tot 25 centimeter. Natuurlijk is het wel zo dat alle weefsels van de vagina rekbaar zijn, dus zou het nooit snel zo kunnen zijn dat je bij het vrijen, iets kapot maakt van binnen als je toevallig wel een te grote penis zou hebben. Dit kan eigenlijk alleen maar wanneer de vrouw niet (voldoende) opgewonden is. Met deze gegevens is het ook anatomisch te verklaren dat Lieke tijdens onze relatie niet gestimuleerd werd. Mijn penis raakte haar baarmoedermond nog niet eens en kwam het mogelijk niet eens op de helft als haar vagina tot het uiterste zou zijn opgerekt. Eigenlijk is het allemaal logisch, maar dat betekent wel wanneer je een vrouw blijkbaar dus niet met je "mannelijkheid" kan laten genieten, dat je moet gaan nadenken over andere manieren. En ik moet zeggen dat ik dat al wat heb gedaan...

Wist je dat... Roken ervoor zorgt dat je penis met één centimeter kan verkleinen? Dit komt doordat roken bloedvaten vernauwd waar er minder bloed naar de penis stroomt.

Nu gebruik ik testosterongel. Dit brengt een praktisch puntje met zich mee, want het is nodig dat lichamelijk contact met een vrouw vermeden wordt in verband met hormoonoverdracht. Stel ik kom met een vrouw in contact en we besluiten een stap verder te gaan, wat dan? Zeg je dan tegen haar: "Sorry schat, ik moet eerst even douchen" of iets dergelijks? Eigenlijk zou dat best raar klinken. Ben je samen met je partner helemaal in de stemming, moet je eerst douchen. Natuurlijk kun je dat ook leuker oplossen, door voor te stellen om samen te gaan douchen en je al daar op te warmen. Daarnaast moet je met de testosterongel de momenten plannen dat je de gel aanbrengt en mogelijk verwacht om seks te hebben. Zoals eerder beschreven is het beste om namelijk zes uur tijd ertussen te laten van het moment dat je het aanbrengt, en bijvoorbeeld gaat douchen. Denk je bijvoorbeeld dat je 's middags seks zou hebben, dan kun je niet uitslapen, want je moet 's ochtends de testosterongel al hebben aangebracht. Daarom is het sowieso praktisch wanneer je een vaste partner hebt, dat deze van je testosteronmedicatie af weet, zodat ze ook niet gek opkijkt wanneer je voorstelt om te gaan douchen of een t-shirt aanhoudt.

Daarnaast zou ik meer aandacht besteden aan het laten genieten van de vrouw, dus meer voorspel, zodat ze al kan genieten van intimiteit zonder penetratie. Dit kan op verschillende wijzen, beginnen met zoenen en tongzoenen zijn al heel intiem. Maar ook het hele lichaam een fijne massage geven. Ik zal verschillende mogelijkheden hierin uitgebreid doornemen. De meeste van deze technieken zijn afgekeken van lesbische vrouwen die hebben meegeholpen om tot deze tips te komen. Immers beschikken lesbische vrouwen ook niet over een penis, maar hebben ze wel degelijk seks. Je kunt met de technieken op de volgende pagina's je partner goed verwennen. Om te beginnen met een techniek, doe ik waar ik goed in ben: massage.

Massage

Massage kun je op verschillende manieren geven. Je hebt veel verschillende technieken, maar waar het vooral om draait is wanneer jij je partner een massage geeft, dat je massage vanuit het hart komt en liefdevol is. Dat betekent vooral zacht masseren. Je kunt je massage zo lang maken als je zelf wilt. Je kunt masseren met je handen, maar ook met je onderarmen en zelfs body-to-body massages geven. Je kunt de massage op bed geven en zelf op haar kont gaan zitten. Laat de massageolie door je vingers glijden op haar rug en maak lange strijken. Hoe rustiger je werkt, des te ontspannender het is. Hoe sneller je te werk gaat, des te onrustiger het werkt. Begin onderaan de rug met strijking en ga langs de wervelkolom naar boven. Maak een cirkelende bewegen langs de schouders en glijd langs de zijkant weer naar de heupen toe. Vervolgens glijd je weer naar boven, maar, glijd je nu naar de armen toe, naar de handen. Met een cirkelende beweging ga je vervolgens weer terug naar de schouders. Dit kun je eigenlijk oneindig blijven herhalen. Je kunt het afwisselen door naast je partner op de knieën te gaan zitten en dwars over de rug cirkelende bewegingen te maken met je handen, of met je onderarmen wanneer je snel moe wordt in je handen.

Daarnaast kun je ook nog de benen masseren en de voeten, net wat je wilt. Dit kan eveneens met lange strijkingen. Door aan het uiteinde te gaan zitten van de voeten, kun je eventueel zelfs beide benen in 1 keer masseren. Je begint dan met een strijking aan de buitenzijde van de kuiten en glijd langs de knieën naar het bovenbeen, vervolgens glijd je weer naar beneden langs de binnenzijde van de benen. Ook kun je ervoor kiezen om cirkelende bewegingen naar boven te maken en vervolgens weer naar beneden of op de kuiten en bovenbenen met je onderarmen mee te nemen. Als variatie met je onderarmen kun je ervoor kiezen om je polsen te draaien, om net even een aparte "twist" aan je massage te geven.

Na de achterzijde, kun je ook de voorzijde masseren. Begin dit keer bij de voeten en maak strijkingen over de voorzijde van de benen. Dit op dezelfde wijze als op de achterkant, alleen kun je dan enkel alleen de bovenbeen met je onderarm doen. Ga langs de vagina naar boven over de buik en doe een strijking langs de borsten naar de voorkant van de armen. Vervolgens kun je al cirkelend weer naar boven en deze cirkelende manier van masseren eveneens toepassen op de borsten en rondom de tepels. Dit kun je zo vaak doen als je zelf wilt, maar zoals eerder genoemd, hoe langzamer je werkt, des te ontspannender je de massage geeft. Tevens kun je, wanneer je je massage op de voorkant van je partner geeft, tussentijds het ook af te wisselen door te zoenen, waardoor de massage nog intiemer wordt, en door vooral aandacht te leggen op de erogene zones van de vrouw, zodat je je partner helemaal laat genieten en in de watten kan leggen. Je zou voor de afwisseling ook met glijmiddel kunnen gaan masseren, waardoor je naast de massage van buiten, ook eens naar binnen kunt glijden.

De vrouw kent verschillende erogene zones, te weten: het gezicht, de mond, de wangen, de oorlellen, de wenkbrauwen, het voorhoofd, de achterkant van de nek, oksels, zachte kant van de elleboog, de handen, de borsten, de tepels, de buik, de navel, de clitoris, de schaamlippen, de billen en de binnenkant van de bovenbenen.

Borsten

De borsten zijn een van de erogene zones, waarbij je je partner zeker kunt laten genieten van een (erotische) massage. De tepels en de tepelhof van de borsten zijn het gevoeligst. Ze worden harder en groter wanneer de vrouw opgewonden raakt. Echter zijn er ook vrouwen die liever niet hebben dat je eraan komt tijdens intiem contact. Sommige vrouwen hebben het gevoel dat hun tepels in contact staan met hun clitoris, waardoor het voor hen erg fijn is dat hun tepels verwend worden. Dit kun je doen door aan de tepels te likken of zachtjes te zuigen. Sommige vrouwen vinden het ook fijn als je zachtjes in de tepels bijt. Met je handen kun je haar borsten ook masseren, zoals je ook bij de massage hebt gedaan. Doe rustig aan, de borsten zijn gevoelig! Ook kun je met natte vingers de tepels en de tepelhof strelen of gebruik een veertje om met het veertje de tepelhof en de tepels te strelen. Daarnaast kun je de borsten insmeren bijvoorbeeld met chocolade en bijvoorbeeld weer aflikken, zodat je de borsten oraal optimaal verwend. Een simpel recept hiervoor is door au bain Marie pure chocolade en wat zonnebloemolie te mengen en te verwarmen tot een chocoladeolie. Hiermee kun je dan zowel masseren, als het eraf likken. Dit in de verhouding van $2/3^e$ chocolade en $1/3^e$ zonnebloem olie.

Vingeren

Je kunt je partner ook verwennen met je vingers. Dit kun je ook meenemen tijdens een massage om al een beetje te teasen. Tijdens het vingeren gaat het met name om de aanraking van de clitoris, die super gevoelig is bij de vrouw, maar eveneens van de schaamlippen. Het aanraken en masseren van de clitoris zorgt voor een opgewonden gevoel bij je partner. Wanneer ze opgewonden raakt, wordt de vagina ook vochtiger en kun je met dit vocht weer de clitoris natmaken, om te voorkomen dat dit gaat schuren. Je kunt rondom de clitoris rondjes draaien. In welk tempo is afhankelijk van je partner, net wat zij prettig vindt. Dit kun je bijvoorbeeld aan haar vragen, maar wanneer je eenmaal bezig bent kun je het ook waarnemen aan de ademhaling en in welke mate haar clitoris groter wordt. Ook kun je haar vragen om je hand te begeleiden, waarmee je ook aan haar aangeeft je dat gebied van haar beter te willen leren kennen. Wanneer je partner nat genoeg is, kun je ook de binnenkant van de vagina gaan verwennen. Dit kan door met één of meerdere vingers heen en weer te gaan. Daarnaast kun je in de vagina met je vingers ronddraaien. Net wat je partner prettig vindt. Hierin speelt communicatie eveneens weer een rol. Je partner weet altijd het beste wat zij prettig vindt, dus praat hierover en vraag het. Mocht je het eventueel niet lang met je vingers kunnen volhouden, kun je ook nog met speeltjes aan de slag. Hierover later meer.

Likken

Tenslotte kun je de vagina en de clitoris van de vrouw ook nog oraal bevredigen, ook wel beffen of likken genoemd. Om iemand te likken, moet je soms over een bepaalde drempel. En als je dan toch gaat douchen om je testosterongel af te spoelen, kun je samen met haar onder de douche, waardoor je de drempel verlaagt, omdat dan de vagina ook weer schoon is.

Je kunt zachtjes met je tong rondom de clitoris draaien of aai zachtjes met je tong over de plooien van de schaamlippen. Ook de binnenkant van de bovenbenen is heel gevoelig waar je kan likken of blaas eens voor de afwisseling zachtjes tegen haar schaamlippen. Daarnaast kun je likken afwisselen met vingeren. Wat je partner prettig vindt, is een kwestie van uitproberen en je partner te vragen naar wat zij prettig vind.

Speeltjes

Het kan natuurlijk heel goed dat je toch wat meer wilt proberen of van het vingeren snel kramp krijgt in je vingers. In zo'n geval kun je altijd nog terugvallen op speeltjes. Wanneer je penis niet groot genoeg is, kun je bijvoorbeeld door de lengte of de omvang kiezen voor een dildo, waardoor je partner wel van diepe penetratie kan genieten. Ook kun je kiezen voor talloze vibrators waarmee je je partner kunt verwennen. Je kunt samen kiezen voor speeltjes. In elke stad is eigenlijk wel een erotische winkel waar verschillende speeltjes verkrijgbaar zijn en waar je ook de speeltjes kunt zien en veelal voelen.

Mocht de stap om speeltjes te kopen in de winkel te groot zijn, dan biedt internet tegenwoordig uitkomst. Er zijn verschillende websites die een webwinkel hebben op gebied van erotische speeltjes. Deze worden altijd discreet bij je thuis bezorgd. Je kunt dan samen met je partner op internet kijken wat jullie samen prettig vinden.

Vrij veilig

Ondanks dat er geen ongewenste zwangerschap kan ontstaan omdat je geen zaadcellen aanwezig zijn als Klinefelter-man, is het natuurlijk wel van belang dat je veilig vrijt. Wanneer je besluit om zonder condoom te willen vrijen, is het altijd verstandig om bij je huisarts of via de GGD een SOA test te doen, zodat je zeker weet dat je geen SOA ontvangt van je partner.

Klinefelter en relaties

Ook al heb ik het syndroom van Klinefelter, het heeft maar relatief weinig invloed op mijn vriendschappelijke relaties of liefdesrelaties. Uiteindelijk gaat het er toch om wie je als persoon bent. En door de diagnose ben ik er gewoon achter gekomen dat bepaalde dingen, die ik ooit voor ogen had niet meer mogelijk zijn. Maar ook daar zijn weer oplossingen voor, maar net iets anders dan wat "normaal" is. Wanneer iemand mij al niet zou kunnen accepteren om wie ik ben of om wat ik heb dan zou de gehele relatie, in welke vorm dan ook, maar weinig voorstellen. Uiteindelijk gaat het allemaal om respect opbrengen voor je naasten en dit respect ook terugkrijgen. Daarmee wil ik niet zeggen dat je het respect moet gaan opeisen. Dit werkt eerder averechts.

Binnen liefdesrelaties en seksualiteit is het syndroom van Klinefelter ook niet het einde van de wereld. Nu heb ik geen relatie gehad sinds ik de diagnose heb gekregen, maar er zijn genoeg Klinefelter-mannen die gelukkig getrouwd zijn. En ook als je een kinderwens hebt zijn er ook nog opties. Binnen de seksualiteit hoeft het ook geen beperking te zijn. Maar geven vrouwen wel aan wat de aard is van de relatie die ze tot de man hebben. Wanneer je jonger bent en je hebt slechts een relatie om daarmee je lusten te bevredigen, dan zou het er wel toe doen wat de lengte en omvang van de penis is. Gaat het om een liefdesrelatie, dan is de liefde het meest belangrijke en dan doet de penis er minder toe. Op de frequentie van seks, zegt 6 van de 10 van de vrouwen die hebben meegedaan aan de enquête dat het geen verschil zou uitmaken wanneer een man een kleinere penis heeft. Ongeveer 2 van de 10 van de vrouwen verwacht minder seks te hebben en eveneens 2 van de 10 vrouwen verwacht juist vaker seks te hebben.

Mijn nieuwe ik ben ik

Inmiddels ben ik een paar maanden verder in mijn eigen proces. Ik heb mezelf opnieuw moeten leren kennen en kan nu zeggen wie ik ben. In de afgelopen maanden heb ik daar min of meer hulp van gehad van Jan, mijn psycholoog. Ik zeg bewust min of meer, want eigenlijk hebben we alleen maar het intakegesprek gehad. We kwamen al gauw tot de conclusie dat het schrijven van dit boek, dat Jan ook heeft gelezen, voor mij al therapeutisch genoeg was in de verwerking van de diagnose. In totaal heb ik drie gesprekken gehad met Jan. Het eerste gesprek was een kennismaking en ik kreeg ik van hem een aantal vragenlijsten mee. Ter voorbereiding heb ik hem mijn boek gegeven vanuit het oogpunt: dat scheelt tijd om te praten. Hij dacht in samenspraak met de tweede maatschappelijk werker, dat het mogelijk zou kunnen gaan om dissociatie. Een moeilijk woord als je het niet kent. Het komt erop neer dat je feiten wel feitelijk kunt vertellen, alleen het als gevoel kunt voelen. Het tweede gesprek is hij daarop teruggekomen. Door het boek te lezen zag hij al wel dat ik al een weg ben geslagen om om te gaan met de diagnose van het syndroom van Klinefelter. Daarnaast was het al een tijd geleden dat ik de diagnose had gekregen voordat ik het eerste gesprek met Jan had, daar zaten ook al twee maanden tussen. Ondanks dat we er in het tweede gesprek al achter kwamen dat ik mezelf goed zou kunnen redden zonder psychologische behandeling wilde ik toch graag de testen bespreken die ik had meegebracht. Oorspronkelijk stond dit gepland voor het derde gesprek. De testen gingen over verschillende aspecten van mij als persoon. Met name persoonlijkheid, klachten (zowel van fysieke als mentale aard) en hoe ik omga met problemen of moeilijke situaties. Al met al waren het zo'n 500 vragen en stellingen waarbij ik moest aangeven in welke mate het aanwezig was of dat ik het eens of oneens was met een stelling. Ondanks dat ik naar mijn idee mijn nieuwe ik als mijzelf identificeerde, gaf de evaluatie van deze vragenlijsten me wel nieuwe informatie. Jan vertelde me dat ik een vrij neutrale uitslag had, behalve dat ik op sommige dingen bovengemiddeld scoorde of wat lager. Binnen de klachtgerichte vragenlijst viel eigenlijk alleen maar op dat ik niet zo goed kan inslapen. Eigenlijk wist ik dat al van mijzelf, want als ik eenmaal in bed lig, bruis ik vaak van ideeën die ik dan wil uitvoeren. Dus om die reden heb ik altijd pen en papier naast mijn kussen liggen. Dan schrijf ik het van mij af en dan kan ik pas goed slapen. Daarnaast kwamen helemaal geen scores uit de test die zouden wijzen op verdere fysieke of mentale problemen die ik ervaar. Uit de vragen over mijn persoonlijkheid kwamen eigenlijk ook geen nieuwe dingen naar boven die mij echt verbaasden. Uit de rest bleek dat ik een positief persoon ben die positief in het leven staat. Dat was voor de diagnose al zo. Natuurlijk is de diagnose van het syndroom van Klinefelter een enorme klap.

Een aantal dingen zijn niet meer mogelijk, maar gelijktijdig ben ik wel iemand die niet het syndroom van Klinefelter aanhaalt om het de schuld te geven van alles wat er in mijn leven is gebeurd. Ik ben wat dat betreft wel een optimist en heb soms echt wel een plaat voor mijn kop, wat af en toe wel goed uitpakt. Soms ook niet, maar daar leer je dan weer van. Als ondernemer doe ik er vooral mijn voordeel mee. Lukt het niet linksom? Jammer! Maar gelukkig hebben we nog steeds rechtdoor, rechtsaf of misschien een andere splitsing. Zoals ik al vaker verschillende kruispunten ben gepasseerd, zal ik dat nu ook doen. Ja, positief: dat ben ik wel.

Daarnaast kwam uit de vragenlijsten dat ik veel zelfwaardering heb binnen de kaders van persoonlijkheid en daden. Zelfwaardering over uiterlijke kenmerken zijn niet als zodanig meegenomen in de test. Ik had de hoogst mogelijke punten die ik kon halen op het vlak van zelfwaardering in de test. Van tevoren wist ik wel dat ik daarop hoog zou scoren. Ik vind namelijk oprecht dat ik over een aantal goede eigenschappen beschik en ben daar tevreden mee. Net als mijn zelfwaardering, maar ik heb nooit bedacht dat het in zo'n mate zou zijn dat ik heel hoog in een test zou scoren. Wellicht heb ik dat wel van mijn moeder geërfd. Die zegt namelijk tegen alles hardop "Dat kan ik ook.", vaak als geintje maar toch heeft het invloed op het zelfbeeld denk ik. Zolang je maar vaak en hard genoeg roept dat je dat kunt of de beste bent dan ga je het waarschijnlijk ook wel geloven. Echter is een hoge zelfwaardering niet meteen gelijk te zetten aan arrogantie. Zelfwaardering geeft namelijk aan hoe tevreden je bent met jezelf, terwijl er bij arrogantie te spreken is over dat je jezelf helemaal geweldig en de allerbeste vindt. De Van Dale geeft de definitie : *met een te hoge dunk van zichzelf; verwaand*. Nee, dat is niet van toepassing op mij. Juist omdat ik me ook bewust ben van mijn negatieve eigenschappen en als ik mijn naasten vraag, zouden ze absoluut geen woord als arrogant bij mij plaatsen, juist omdat ze me goed kennen.

Wat betreft het omgaan met problemen of lastige situaties, scoorde ik ook niet onaardig, al zeg ik het zelf. Er waren zeven verschillende manieren waarop je kunt omgaan met problemen of situaties. Ik had twee manieren waarop ik gemiddeld scoorde, namelijk passief reageren en vermijden. Dus wat dat betreft ben ik normaal. Maar op de andere vijf manieren van omgaan met problemen, scoorde ik hoog. Hieronder valt: actief een probleem oplossen, afleiding zoeken, sociale hulp inschakelen, expressie van emoties en geruststellende gedachten hanteren. Zeker de laatste twee ben ik naar mijn idee een ster in. Immers is dit hele boekwerk gebaseerd op het tonen van mijn emoties en heb ik vanaf het begin dat ik de diagnose hoorde, de methode gebruikt om mijn eigen gedachtegang gerust te stellen. Hetzelfde deed ik op de Gulpenerberg, waar ik een brainstorm deed over wie ik nu werkelijk was en dus daarmee mijn gedachten gerust kon stellen. Afleiding zoeken doe ik ook veel, vaak op mijn eigen manier door naar de bioscoop te gaan en daar even uit de wereld te stappen. Na een drukke werkweek, vind ik ook niets heerlijkers dan naar de bioscoop te gaan omdat dit voor mij een methode is om mijn eigen gedachtegang even te stoppen. Actief een probleem oplossen, is bij mij ook duidelijk te vinden. Neem alleen al de diagnose syndroom van Klinefelter: dit was de aanleiding om dit boek te schrijven om daarmee actief iets te gaan doen met de ideeën die bij mij bruisen en mezelf actief te confronteren met wie ik ben en wat ik wil zijn. Door mezelf een spiegel voor te houden en daarnaast ook mijn omgeving te vragen om dit te doen. Dit laatste zou je kunnen zetten onder het onderdeel sociale hulp inschakelen. In het kader van dit boek heb ik ook hulp gevraagd van mijn exen. Echter zij zitten eigenlijk niet meer in mijn sociale netwerk, maar ik heb hen wel om hulp gevraagd. Het vragen van mijn directe vriendinnen Chantal en Charrissa, mijn ouders en mijn oma geven wel aan dat ik de manier van hulp inschakelen vanuit het sociale netwerk goed beheers.

Ik denk dat ik mede door dit pakket aan omgaan met problemen wat ik beheers mezelf er goed uit heb geholpen. Immers ik zou anders nooit zo actief zijn geweest met het probleem oplossen dat ik had na de diagnose. Ik was diep in de put geraakt en moest eruit komen. Hoe ging ik dat doen? Dat was mijn eerste vraag. En eigenlijk was de oplossing ook vrij duidelijk: door het te gaan verwerken. Ik ben gestart met het schrijven van dit boek om het enerzijds voor mezelf te verwerken, anderzijds omdat ik denk dat andere jonge (of misschien oudere) mensen iets kunnen hebben aan dit boek. Het is dus niet vanzelf gegaan. Wel degelijk heb ik actief aan een probleem gewerkt, een blokkade die ik voelde, een emotie die ik moest oplossen om me weer fit te voelen. Een probleem gaat niet vanzelf weg, meestal moet daar wel iets voor worden gedaan. Helemaal wanneer een probleem wordt veroorzaakt vanuit een emotie, dan moet je daar naar mijn idee iets mee gaan doen. Het leidt immers niet voor niks tot een probleem.

Door het drietal gesprekken en de uitslagen van de testen die ik met Jan heb besproken, heb ik wel een iets scherper beeld gekregen van wie ik nu eigenlijk ben. Welke karaktereigenschappen passen er nu bij mij en wie wil ik zijn? En wat wil ik gewoon niet meer? Al deze vragen heb ik me afgelopen maanden gesteld en dit alles eigenlijk met 1 doel: ik wil me graag weer goed kunnen voelen en niet alleen het voelen, maar dat ook kunnen uitstralen. En inmiddels ben ik er wel van overtuigd dat ik dat zou kunnen. Echter het duurt nog even voordat het weer helemaal 100% is. Ik heb toch een behoorlijke klap gehad waardoor het even duurt voordat ik er weer bovenop ben. Maar zoals ook uit een test van Jan bleek, ben ik een veerkrachtig persoon die eigenlijk juist goed is in omgaan met een situatie als deze. Ik beschik over het vermogen hierop te kunnen reageren op een gezonde manier. En het fijne is dat ik nu scherp heb wie ik ben. En natuurlijk: elke dag leer ik weer, wie ik ben, wat ik ben en bovenal ben ik me bewust van mezelf.

Als nu iemand vraagt, wie is Romano Sandee, kan ik daar een goed antwoord op geven. Ik kon dat ook al aardig, maar het is nu duidelijker door de gebeurtenissen in het leven. Het is een combinatie van karakter, persoonlijkheid en levenservaring die mij brengen tot wie ik ben. Wat ik ga worden zal de toekomst mij gaan brengen. Daar hoef ik ook niets voor te doen, dat komt vanzelf op mijn pad. Net als er ooit weer een vrouw op mijn pad zal komen, net als zoveel dingen die in de toekomst op me wachten. Het trapje gaat omhoog, van goed, beter, het beste.

Als ik mezelf moet omschrijven, wie is Romano Sandee nu werkelijk, dan is Romano een persoon die niet in een hokje valt als pakket, maar de losse onderdelen wel degelijk. Romano is een eerlijk mens, die onbevooroordeeld handelt. Met een positief karakter waardoor veel mooie dingen tot stand komen, zoals een boek als dit. Ik ben niet op mijn mondje gevallen en zeg ik wat ik denk. Romano is eigenwijs en eigenzinnig en daardoor heb ik soms oogkleppen op, wat ook wel eens kan leiden tot onbegrip van anderen. Juist omdat ik nog wel eens gekke hersenkronkels heb, wat voorvloeit uit mijn eigen creativiteit. Mede door de eigenwijsheid en eigenzinnigheid is ook dit boek gecreëerd. Immers moest en zou ik naar mijn gevoel dit boek schrijven, op mijn eigen manier.

Ik zie mezelf ook als puur en eerlijk. Juist omdat ik zeg wat ik denk en er geen geheime agenda op na houd. Ik geef mensen in mijn werk altijd een eerlijke status van hun situatie. Dat lijkt me heel puur, vooral omdat ik niet iemand anders hoef te zijn, maar gewoon Romano ben. In combinatie met mijn ondernemende karakter leidt het eigenlijk ook wel tot hele mooie dingen, zoals dat dit boek uiteindelijk wel is geschreven. Ik ben een doorzetter, en dit bleek ook uit de test die ik bij Jan moest maken; alleen gebruiken ze in de test het woord "veerkrachtig". Als ik niet had doorgezet, zou er geen einde zijn van dit boek. Ik ben ook iemand die doordacht door het leven gaat, over dingen nadenkt in het leven. Als er serieuze beslissingen genomen moeten worden, bekijk ik eerst vanuit verschillende invalshoeken hoe ik het gá doen, want aan de andere kant ben ik ook weer pro-actief. Ik doe vrijwel alle dingen die ik bedenk soms echt direct en wat meer impulsief, andere dingen overweeg ik een aantal keer voordat ik ze uitvoer. Daarnaast denk ik dat ik een behoorlijke dosis zelfbewustzijn heb. Niet alleen om mezelf te kunnen omschrijven maar alleen al om dit hele boek te kunnen schrijven, wat de nodige confrontatie met mezelf heeft gekost, maar ook veel van mijn naasten heeft gevraagd.

Ondanks dat ik er nog niet helemaal ben, heb ik wel het idee dat ik me de afgelopen maanden heb ontwikkeld tot mijn nieuwe ik. Eigenlijk ben ik mijn eigen persoon gebleven, alleen zijn er hier en daar aanpassingen nodig geweest. Ik heb mezelf moeten herstellen en mezelf een nieuwe definitie moeten geven. Nee, ik kan geen kinderen krijgen, althans niet via de natuurlijke weg. Het is op dit moment pijnlijk om te zien dat anderen dat wel kunnen, juist omdat ik me er zo bewust van ben. Ik heb het syndroom van Klinefelter maar ik ben er niet veel anders van geworden. Ik ben bewuster geworden van mijn kunnen. Ik ben er heel hard bewust van geworden dat het leven niet altijd loopt zoals je wilt. Ik ben erachter gekomen dat het woord "zekerheid", een woord is waar je niets mee kunt in het leven. Niets is zeker, althans, niet voor de volle 100 procent.

Ik heb een flinke klap te verduren gehad, maar aan de andere kant heeft het me ook weer sterker gemaakt. Dat wijst weer naar de veerkracht die ik heb. Die is groot. Ik heb een sterk karakter. Dat zit in het aard van het beestje denk ik. Ik denk dat het met alle klappen die krijgt te voorduren zo gaat dat je bepaalde fases door moet. Ik heb het opgedeeld in zeven fases die ik in de loop van de periode heb doorlopen. De eerste fase is het constateren. Dan kom je in een fase van onwerkelijkheid of ontkenning, maar net hoe je als persoon bent ingesteld. De derde fase is bewustwording en het erkennen. In deze fase onderzoek je ook vooral wat iets als het syndroom van Klinefelter voor jou betekent. Welke wegen kun je niet meer bewandelen of moet je anders bewandelen? Wat heb ik moeten opgeven? In mijn geval de toch wel hele grote kinderwens in de vorm van mijn eigen kinderen krijgen. De vierde fase is het rouwen om de dingen die je niet meer kunt doen, of de wegen die je van plan was te bewandelen en niet meer kunt bewandelen. Ik ben me er bewust van dat ik het syndroom van Klinefelter hebt. In de rouwfase ga je het syndroom je eigen maken, al dan niet je nieuwe levensweg uitstippelen. En in de vijfde fase is jouw weg uitgestippeld en kun je stellen dat je syndroom van Klinefelter bij je nieuwe ik hoort.

Nu hoor ik je denken: je schreef toch dat je zes fases door moet? Ja, het zijn vijf fases die je doormoet om te erkennen en te accepteren dat ik het syndroom van Klinefelter hebt. De zesde fase is niet alleen van mijzelf, maar ook voor mijn naasten. Want naast dat ik het accepteer heb ik ook rekening te houden met mijn naasten. Omdat je zelf verandert, moeten je naasten ook mee veranderen. Je bent misschien wat veranderd door medicatie of hoe je in het leven staat en dat past niet altijd bij hoe mensen jou ooit in een hokje hadden geplaatst. Daarvoor moet je deze zesde fase rekenen. En stel ik krijg wel een partner. Zij zal te maken krijgen met de confrontatie dat ik het syndroom van Klinefelter heb en dat ze daardoor niet met mij op een natuurlijke manier kinderen kan krijgen. Ook dit reken ik tot de zesde fase. Dus eigenlijk is de zesde fase een acceptatiefase. Niet zozeer van jezelf, maar van je leefomgeving. Het belangrijkste hierin is vooral dat je open communiceert. Wanneer je naasten niet goed begrijpen wat het syndroom van Klinefelter inhoudt of wat het voor je betekent, dan zullen je naasten hier ook minder snel een acceptatie voor hebben.

Toch moet ik erkennen dat niet iedereen het voor zichzelf kan accepteren. Ik kan me ook voorstellen als ik op latere leeftijd er mogelijk achter was gekomen en actiever al was met mijn kinderwens te vervullen, ik daar meer moeite mee zou hebben gehad en het misschien helemaal niet zou kunnen accepteren. Het is dus niet erg als je er moeite mee hebt en dat het niet zo makkelijk gaat als ik het beschrijf. Ik kan me dat juist weer goed voorstellen.

Tenslotte reken ik ook nog een ander onderdeel tot de zesde fase: namelijk plastische chirurgie. Ondanks dat je in de vijf fases tot de acceptatie hebt kunnen komen dat je het syndroom van Klinefelter hebt, is het vaak zo dat je borstvorming hebt en in sommige gevallen zodanig dat je je borstvorming echt moet gaan verbergen. In mijn beleving is plastische chirurgie naast de testosteron de enige manier die de aandoening draaglijker maakt, maar vooral een grote hoeveelheid schaamte kan wegnemen en je meer man kan laten voelen. Voor mij geldt dat ik enorm zit met de borstvorming die ik heb, omdat het totaal niet mannelijk aanvoelt en regelmatig leidt tot in mijn ogen gevoelige situaties. Zeker wanneer je gedurende je hele puberteit een disbalans hebt gehad in je hormoonhuishouding betekent het vaak ook dat er in de borstvorming klierweefsel is ontwikkeld, wat je in je gedachten niet echt mannelijk maakt. Uiteindelijk heeft het nu een plekje gekregen waarom dat weefsel nu zo is gekomen en dat het niet altijd wat te maken heeft gehad met mijn overgewicht. Het zou voor mij zo'n last van mijn schouders zijn als de borstvorming weg zou zijn, dat is niet onder woorden te brengen. Met name omdat het momenteel een A-cup is die ik bij me draag, dat is naar mijn idee te groot voor een man. Daarom heb ik aan dit boek ook na dit hoofdstuk een extra hoofdstuk toegevoegd over plastische chirurgie.

Mijn nieuwe ik is opgestaan, en eigenlijk denk ik ook dat dit het punt is, dat ik de lezer van het boek, jij dus, moet loslaten. Je hebt nu al mijn ervaringen gelezen hoe ik om ben gegaan met de verschillende fases. Ik heb een boog doorgelopen waar het van heel goed naar heel erg slecht ging, naar weer een gemiddeld niveau. Nu gaat het alleen maar groeien en groei ik echt verder in mijn leven. Met alles wat je hebt gelezen, heb ik je rugzakje naar mijn idee voldoende bijgeladen. Bijgeladen zodat het kan leiden tot jouw nieuwe ik. Hoe lang het doorlopen van de verschillende fases duurt, is niet van tevoren bekend. Tussen het moment dat ik het hoorde en het moment dat ik deze woorden schrijf, zit een periode van 4 maanden, wat natuurlijk heel erg kort is voor veel mensen. Een periode waarbij ik vrijwel dagelijks aan dit boek heb gewerkt. En nu is het tijd om de vleugels te spreiden en uit te vliegen, vliegen naar mijn nieuwe leven. Maar nu met het syndroom van Klinefelter.

Klinefelter en overgewicht

Tijdens het schrijven van dit boek, kwam ik gaandeweg op dit thema uit. Het was in eerste instantie ook niet de bedoeling om het thema mee te nemen, puur omdat ik mijn eigen overgewicht linkte aan verkeerd eetgedrag. Om die reden vond ik het in eerste instantie niet zo gepast om het onderwerp in het boek op te nemen.

Ik stuitte op een bepaald moment, na het leggen van nieuwe relaties, op een wetenschappelijk onderzoek uit 2006 gedaan bij de Aarhus University Hospital in Denemarken. Dit onderzoek legde wel degelijk verbanden tussen het syndroom van Klinefelter, overgewicht en diabetes. De auteurs van het onderzoek, beschreven een aantal conclusies die ik zelf erg interessant vond en daarom totaal niet wil onbesproken wil laten in dit boek.

In de publicatie van 2006 beschreven ze een aantal conclusies:

- Dat er onvoldoende werking is van de geslachtsklieren tijdens de jeugd, waardoor de groei als de geslachtsontwikkeling achterblijft. (ook wel hypogonadisme genoemd.)
- Een verminderde testosteronwaarde in het lichaam leidt tot meer rompvet en een verminderde spiermassa.
- 44% van de Klinefelter-mannen heeft een metabool probleem, ten opzichte van 10% bij normale mannen. Metabole problemen zijn problemen die op stofwisselingsniveau plaats vinden. Dit is dus niet te verwarren met de spijsvertering.
- Door hypogonadisme is de bouw van de Klinefelter-man anders.
- Er is minder insulinegevoeligheid of insulineresistentie.

Als je het zo leest als amateur, dan zou je bijna denken: wow, kan ik dat allemaal krijgen? Naar aanleiding van het onderzoek had ik steeds meer vragen. Bijvoorbeeld: als je als Klinefelter man sneller overgewicht krijgt, hoe werkt zoiets precies? Daarom heb ik contact gezocht met een andere endocrinoloog dan mijn eigen, zodat de situatie niet per definitie vanuit mijn dossier word behandeld, maar puur vanuit mijn vragen en op basis van het onderzoekresultaat wat ik had gevonden. Ik had daarom mijn vraag voorgelegd aan endocrinoloog en internist Van Beek, die verbonden is aan het Universitair Medisch Centrum Groningen. Ik had hem gemaild met mijn vragen die in mijn hoofd speelden en kreeg een zeer uitgebreide mail terug.

Klinefelters zouden volgens dit onderzoek minder insulinegevoeligheid hebben. Dit zou dus leiden tot een hoger bloedsuikergehalte. Vaak wordt dan de bloedglucose gemeten bij de apotheek via een prikje in de vinger. Echter, dit geeft slechts een indicatie. Om beter te kunnen constateren of je een verhoogde bloedsuiker hebt, of een verminderde insulinegevoeligheid, is het beter om bloed te laten afnemen via de aderen, zodat een meting gedaan kan worden van het bloedplasma dat wordt afgenomen. Hierbij zijn de afkappunten 7,0 mmol/l bij een nuchter plasma glucose en 11,1 mmol/l na de maaltijd. Echter, hierbij geldt wel dat het altijd een aantal keren moet voorkomen, voordat je eventueel kunt spreken van diabetes.

Normaal gesproken komt het eten en drinken na de maag in de dunne darm, waarbij alle voedingstoffen uit een product worden gehaald om opgenomen te kunnen worden in het lichaam. Zo ook de stof glucose, wat één van de vormen van suiker is. Om het gemakkelijk te houden, houd ik het even alleen bij de stof glucose. De glucose wordt vervolgens opgenomen in de bloedbaan zodat het kan functioneren als brandstof. Het hormoon insuline zorgt ervoor dat de glucose goed kan worden opgenomen als brandstof in bijvoorbeeld een spier, om deze te laten bewegen.

Als iemand minder insulinegevoeligheid heeft, houdt dit in dat wanneer er in de dunne darm glucose wordt afgestaan, dit niet helemaal kan worden opgenomen door de insuline omdat deze minder gevoelig is voor de stof glucose. Op dat moment blijft er meer glucose in de bloedbaan circuleren en ontstaat er een hoger bloedsuikergehalte. Bij langdurig aanhouden van een bloedsuikergehalte (het moet meerdere malen worden gemeten), is er sprake van diabetes.

Wanneer glucose blijft rondcirkelen in de bloedbaan, merkt het lichaam na verloop van tijd dat het de brandstof niet kwijt kan en slaat het op voor een later moment, wanneer het de stof weer kan gebruiken. Dus wordt de glucose omgezet in vet. Wanneer dit vaker en veel gebeurt, leidt dit tot overgewicht of obesitas. In het onderzoek wordt gesproken dan over abdominal obesity, wat verwijst naar de vetafzetting die met name in de buik plaatsvindt. Dus rond de darmen, lever, nieren en andere organen.

Ik vroeg dokter Van Beek ook hoe het kan dat Klinefelter-mannen ten opzichte van normale mannen eerder een metabool probleem hebben. Immers is het verschil van 44% van de Klinefelter mannen ten opzichte van de 10% van de normale mannen niet gering. Echter gaf dokter Van Beek aan dat dat momenteel niet exact bekend is. De auteurs van het onderzoek doen de suggestie dat dit verschil wordt veroorzaakt door het tekort aan testosteron. Echter, het geval is dat testosterontoediening het probleem niet oplost. Dit komt volgens de auteurs van het Deense onderzoek door te lage doseringen.

Dokter Van Beek denkt zelf echter dat het ligt aan het vrouwelijk chromosoom waarvan Klinefelter-mannen te veel hebben. Hij denkt dat het vrouwelijk chromosoom niet alleen van invloed is op de verminderde testikelfunctie, maar ook op alle andere processen in het lichaam. Waaronder dus ook de opslag van vetweefsel. Bij mannen is het namelijk voorstelbaar dat twee dezelfde chromosomen niet goed kunnen samenwerken. Er is echter nog geen onderzoek gedaan naar hoe dit precies tot stand komt. Net als dat nog steeds onbekend is of het overgewicht wordt veroorzaakt door de onbalans in oestrogeen en testosteron, of misschien toch het extra vrouwelijke chromosoom? In de Deense studie wordt een tekort aan testosteron geassocieerd met overgewicht. Echter, dokter Van Beek geeft aan dat dit te simpel gezegd is, gezien het extra vrouwelijke chromosoom tot vele veranderingen leidt. Ook is nog niet bewezen dat het gebruik van androgenen (testosteron) kan leiden tot het vermindering van overgewicht. Ondanks dat spierontwikkeling voorop staat bij het gebruik van androgenen en het postuur zou moeten veranderen, is ook hier nog nooit formeel onderzoek naar gedaan. En al helemaal niet op de langere termijn. Op zich is dat ook niet zo raar, gezien het syndroom van Klinefelter sinds 1942 wordt beschreven in de literatuur, is dat relatief kort in vergelijking tot andere aandoeningen. Daarnaast is het natuurlijk een aandoening die "maar" bij 1 á 2 op de 1000 mannen voorkomt.

Toch is de afzetting van vet niet anders dan bij bijvoorbeeld gewone mannen waarbij het vet zich ook afzet op de buikzone. In dat opzicht heeft een Klinefelterman geen last van het vrouwelijk chromosoom in het kader van de plaats waar het vet zich zou afzetten.

Overgewicht staat normaal gesproken in verband met een verminderde aanmaak van testosteron. Dit is ook een reden waardoor zwaarlijvige (gewone) mannen ook borstontwikkeling hebben, omdat bij hen door de zwaarlijvigheid ook een onbalans ontstaat tussen testosteron en oestrogeen. Bij mannen met het syndroom van Klinefelter doet het proces van aanmaak van testosteron door de testikels het niet zo goed, waardoor er al weinig testosteron wordt aangemaakt. Echter zou je, wanneer je als Klinefelter-man overgewicht hebt, al minder testosteron gaan aanmaken. Tenminste, dit zou logisch zijn, aangezien dit bij een normale man ook zo is. In het geval van Klinefelter-mannen, kom je hierdoor in een vicieuze cirkel. Immers heb je dan overgewicht, minder testosteronproductie en die leidt weer tot overgewicht etc. Echter, helaas is het geen omgekeerde werking dat wanneer er weer meer testosteron wordt toegediend, het overgewicht vermindert.

Energie-inname en metabolisme

Het Voedingscentrum verzorgt in Nederland de voorlichting over gezond eten. Zij vertalen normaal ook de richtlijnen van gezonde voeding en de energie-inname die worden gesteld door de Europese Raad voor gezonde voeding. Zo stelt het Voedingscentrum ook richtlijnen op wat een gezonde verhouding is voor de man en vrouw. Zij stellen dat een man 2.500 kilocalorieën per dag moet consumeren en een vrouw 2.000 kilocalorieën om op gewicht te blijven. Ze gaan hierbij uit van de ruststofwisseling plus een verwacht energieverbruik. Het verschil waardoor de energie-inname groter is bij mannen, is dat mannen over het algemeen meer spierontwikkeling hebben door het verhoogde testosterongehalte en vrouwen meer vetweefsel doordat zij meer oestrogeen hormonen in het lichaam hebben. Daardoor heeft een vrouw minder energie nodig, omdat het in stand houden van vetweefsel minder energie kost dan het in stand houden van spierweefsel. Echter, bij het berekenen van deze aanbevelingen is geen rekening gehouden met aandoeningen en disbalansen van de hormoonhuishouding, wat bij Klinefelter-mannen wel het geval is. Het is daarom niet vanzelfsprekend om te zeggen dat een Klinefelter-man eveneens 2.500 kilocalorieën per dag nodig zou hebben. Het is in mijn ogen juist logisch dat hier een hele andere aanbeveling zou moeten gelden. Immers de lichamelijke opbouw van een Klinefelter-man is anders, net als de verhouding tussen spier- en vetweefsel. Endocrinoloog Van Beek geeft juist aan dat hier nog nooit onderzoek naar is gedaan en dat er daardoor ook geen kant-en-klaar antwoord is te geven op de vraag wat dan de aanbevolen dagelijkse energie-inname is voor Klinefelter mannen. Naast de andere verhouding wat betreft de lichaamssamenstelling is nog interessanter: de standaardsom om je rustmetabolisme (ook wel ruststofwisseling genoemd) te berekenen gaat niet op! Dit omdat daarbij per definitie wordt uitgegaan van het geslacht; man of vrouw, maar niet verder word gekeken naar de inhoudelijke kant van de persoon en de eventuele disbalansen tussen de verschillende hormonen en weefsels.

Doordat er nog geen wetenschappelijke onderzoeken hebben plaatsgevonden naar deze verbanden is het lastig om te kijken naar de ideale energie-inname bij Klinefelter mannen. Wellicht is het wel nuttig om te gaan kijken hoe de rustmetabolisme wordt berekend, ook wel de Basale Metabolic Rate (BMR) genoemd. Dit word gedaan door de formule van Harris-Benedict.

Voor een man is de formule onder normale omstandigheden:

66 + (13,7 × gewicht in kilo's) + (5 × lengte in centimeters) − (6,8 × leeftijd in jaren)

Een voorbeeld: Meneer Y, 25 jaar, 90 kilo zwaar en 1,70 meter lang, zou de formule worden;

66 + (13,7 × 90 = 1233) + (5 × 170 = 850) − (6,8 × 25 = 170) = 1979

1979 is dan het aantal kilocalorieën die meneer X per dag nodig heeft voor zijn rustmetabolisme, dus in het geval dat meneer Y de hele dag zou liggen te slapen.

Omdat je op een dag vaak nog andere vormen van beweging of activiteit doet, wordt dit getal nog eens vermenigvuldigd met een getal. Dat is in de volgende gevallen:

Bij weinig beweging of kantoorwerk: 1,2
Lichte training/sport 1-3 dagen per week: 1,375
Gemiddelde training/sport 3-5 dagen per week: 1,55
Zware training/sport 6-7 dagen per week: 1,725
Dagelijks zware training plus lichamelijk werk: 1,9

Als meneer Y in dit geval dus een gemiddelde training doet op een dag, zal meneer Y op een dag 1979 × 1,55 = 3067 kcal op een dergelijke dag moeten consumeren.

Echter, men gaat er in een dergelijke berekening van uit dat het gaat om een normale man, met normale verhoudingen in de chromosomen en hormonen. Dit is iets wat bij Klinefelter-mannen natuurlijk niet het geval is.

Om het toch volledig te maken, volgt hieronder ook de formule voor vrouwen:

655 + (9,6 × gewicht in kilo's) + (1,8 × lengte in centimeters) − (4,7 × leeftijd in jaren)

In dit geval zal mevrouw X dezelfde casus hebben, ze is eveneens 25 jaar, 1,70 meter lang en weegt eveneens 90 kilogram.

In dit geval is voor mevrouw X de formule:

655 + (9,6 × 90 = 864) + (1,8 × 170 = 306) − (4,7 × 25 = 117,5) = 1707,5 kilocalorieën per dag voor de rustmetabolisme.

Met dezelfde bewegingsfactor als meneer Y, zou mevrouw X 2646,5 kilocalorieën per dag moeten consumeren om op gewicht te blijven. Het verschil tussen man en vrouw is dus wel zodanig, dat je hier mogelijk rekening mee moet houden. Het gemiddelde van deze getallen zou voor een Klinefelter-man een eventuele richtlijn kunnen zijn. Dan kom je dus uit op een gemiddelde van 2857 kilocalorieën bij gemiddelde beweging.

Ik heb deze casus ook voorgelegd aan de Wageningen University. Deze universiteit is gespecialiseerd op het gebied van voeding en gezondheid in Nederland.

Onderzoeksdiëtiste Karin Borgonjen geeft antwoord op mijn casus. Ze geeft toe dat eigenlijk alle statistieken voor het bepalen van de energiebalans of de aanbevolen richtlijn voor energie-inname, worden bepaald op basis van geslacht, lengte, gewicht en eventueel ziekte, bijvoorbeeld hartziekten of brandwonden. Zo bestaan er lijsten waarbij ziekten een bepaalde factor aangeven waardoor je meer energie nodig hebt om je lichaam te laten herstellen. Het syndroom van Klinefelter is hierin op zichzelf geen factor die op deze lijsten vermeld staat, dit omdat hier nog geen onderzoeken naar zijn verricht. Ook vertelde ze dat er niet wordt gekeken naar de verschillen in testosteron en oestrogeen dan wel een vrouwelijk chromosoom, dit doet niet ter zake in de huidige berekening van de energiebalans. Ze gaf wel aan dat er een methode is om de aanbevolen energie-inname voor jezelf te berekenen. Hierbij wordt uitgegaan van de rustmetabolisme plus dagelijkse activiteiten plus de factor ziekte. Het exact berekenen zal niet gaan via deze methode, maar geeft een indicatie wat de gewenste energie-inname voor jezelf zou moeten zijn.

Hiervoor houd je gedurende veertig dagen een eetdagboek bij waarin je dagelijks beschrijft wat je eet, hoeveel en welk type. Dus zo gedetailleerd mogelijk. één glas melk zou bijvoorbeeld niet voldoende zijn, maar beter is: één glas van 200 ml halfvolle melk. Immers zijn er verschillende formaten glazen en daarnaast kennen we verschillende soorten melk (magere, halfvolle, volle melk, sojamelk, geitenmelk, paardenmelk, etc). Dit dagboek staat tegenwoordig ook online, via de website van het Voedingscentrum bijvoorbeeld bieden ze de Eetmeter aan waarmee je gedetailleerd kunt bijhouden hoeveel energie je per dag consumeert.

Vervolgens weeg je jezelf elke twee dagen. Dat is best vaak, wanneer je weegt omdat je zou willen afvallen wordt meestal eens per week wegen geadviseerd. Omdat het hier niet gaat om afvallen, maar juist om te bepalen of je voldoende energie binnen krijgt weeg je jezelf vaker.

Je zult opmerken dat je gewicht per keer verschilt. Het gaat gedurende de proef ook niet zozeer om je gewicht, maar om de trend die zich gaat voordoen. Immers gaat je gewicht altijd omhoog en omlaag afhankelijk van wat je eet en drinkt, of je veel zout gebruikt (wat vocht vasthoudt), je ontlasting, of je wel of niet hebt gesport. Er zijn zoveel verschillende factoren dat het niet mogelijk is om altijd een statisch gewicht te hebben, met andere woorden dat het gelijk blijft dat altijd stil blijft staan. Om deze reden word binnen deze manier van energie berekenen gekeken naar de trend.

Als het goed is, heb je in de veertig dagen twintig meetpunten. Wanneer je in de trend ziet dat je steeds een beetje gewicht verliest, dan krijg je te weinig energie binnen en zou je juist meer energie moeten consumeren. Dit doe je in kleine stapjes, bijvoorbeeld een belegde boterham.

Wanneer je gewicht juist steeds een beetje toeneemt over deze twintig meetpunten, betekent het dat je teveel energie binnenkrijgt en je de energie-inname zou moeten minderen om op hetzelfde gewicht te blijven. Bijvoorbeeld door een boterham (of nog beter: snacks) weg te laten.

Als je merkt dat je gewicht in de trend wijzigt en je hebt hier actie op ondernomen, dan gaat je tijdsperiode opnieuw in. Dan begin je opnieuw met de veertig dagen waarin je weer twintig meetpunten hebt waarop je in gewicht ongeveer gelijk moet blijven. Wanneer je gewicht ongeveer gelijk blijft, kun je op basis van je eetdagboek een gemiddelde gaan bereken van al deze dagen en weet je voor jezelf wat voor jou de aanbevolen dagelijkse hoeveelheid energie-inname kan zijn.

Dit is een methode waarmee iedereen zijn eigen energie-inname zou kunnen berekenen. Het is dan ook niet voor iedereen te zeggen hoeveel energie je exact binnen zou moeten krijgen. Dit zul je zelf, door middel van bijvoorbeeld dit beschreven proces moeten uitvinden.

Wetenschappelijk bestaat er ook nog een andere methode om de basis metabolisme te meten van een persoon. Namelijk door middel van de zogenaamde calorimetrie.

Ik kwam deze methode op het spoor nadat de Wageningen Universiteit dit aangaf en aangaf dat deze meetmethode in Groningen ter beschikking staat.

Daarop volgend heb ik endocrinoloog Van Beek gevraagd naar de mogelijkheden. De calorimetrie is een meetmethode die patiëntvriendelijk is. De patiënt hoeft enkel alleen wat speeksel achter te laten, maar het zou ook met urine kunnen. Vervolgens word de vloeistof uitgedroogd en gedurende dit proces word gemeten hoeveel CO_2 (koolstofdioxide) er vrij komt. Aan de hand van dit getal kan worden bepaald wat de basis metabolisme is van een mens.

Het totale proces duurt ongeveer twee weken, waardoor de meetmethode voor de patiënt wellicht simpel en eenvoudig is, maar daarmee wel kostbaar. Daarom word deze methode eigenlijk ook alleen maar gebruikt op het oog van wetenschappelijke doeleinden.

Op het moment dat ik dit boek schrijf, is er door mijn aanzet hiertoe, een onderzoeksvoorstel dat ligt en naar sponsors zal worden gestuurd. Het is namelijk wel degelijk een geldkwestie en daarnaast een tijdskwestie waarop mensen moeten worden ingezet. Daarnaast zijn er een flink aantal mensen met het syndroom van Klinefelter nodig om het onderzoek representatief te krijgen. Maar als je nagaat dat een groot ziekenhuis als het Universitair Medisch Centrum Groningen maar vijftig Klinefelter-mannen onder haar hoede heeft, is dat best lastig.

Op het moment dat er een goedkeuring is vanuit sponsors en daadwerkelijk gestart kan worden met het onderzoek, zal het nog zeker twee jaar duren voordat deze onderzoeksgegevens bekend zullen worden gemaakt en dus bruikbaar zijn om te kunnen stellen dat een man met het syndroom van Klinefelter, een andere energie-behoefte zou hebben of juist niet. Echter vind ik dat te lang duren, om enkel alleen voor deze reden dit af te gaan wachten voor de uitgave van het boek.

Overgewicht en afvallen

Zoals gezegd komt bij mannen met het syndroom van Klinefelter gemiddeld vaker overgewicht voor. Hoewel onderzoek hiernaar ontbreekt zijn er wel verschillende vermoedens uitgesproken door verschillende artsen en deskundigen. In eerste instantie is het van belang te weten dat overgewicht enkel alleen kan ontstaan op het moment dat er een te hoge energie-inname is in verhouding tot het energieverbruik. Hierdoor ontstaat een teveel aan energie en dit wordt in eerste instantie opgeslagen als de stof glycogeen. Wanneer de glycogeenvoorraad langere tijd niet wordt aangesproken wordt deze stof omgezet in vet. Bij mannen vindt de vetafzetting normaal gesproken op de buik plaats, terwijl dit bij vrouwen voornamelijk op de heupen is. Je wordt er in elk geval niet dunner van en in de eerste maanden van het testosterongebruik, is het juist heel goed mogelijk dat je aankomt doordat je ineens meer eetlust hebt. Gelukkig neemt dit na verloop van tijd af. Om de eetlust te remmen kun je bijvoorbeeld wortelen eten. Dit is een groente die goed vult maar in verhouding weinig energie bevat, net als bij de fruitsoort appels.

Het tweede wat men vermoedt is dat het extra vrouwelijk chromosoom dat de Klinefelter-man heeft, een grote rol speelt in de stofwisselingsprocessen. Dit vermoeden wordt vergroot door het feit dat testosteronmedicatie onvoldoende bijdraagt aan het stabiliseren van de verhoudingen in energieverbruik en energie-inname. Echter blijft overgewicht een probleem wat wel gevolgen kan hebben, waaronder dat het verschillende aandoeningen kan veroorzaken zoals diabetes en hart- en vaatziekten. Het is dan ook zeker van belang om je gewicht, ondanks de aandoening van Klinefelter, in de gaten te houden en niet te veel overgewicht te krijgen. Daarom zou je op de wijze die de Universiteit van Wageningen hanteert er eerst achter kunnen komen wat je gewenste energie-inname is om in elk geval niet aan te komen maar ook niet af te vallen. Op dat moment kun je namelijk een goede schatting doen van wat je maximaal mag consumeren om op gewicht te blijven.

Vervolgens haal je maximaal vijfentwintig procent af van je energie-inname wat je gebruikt om af te vallen. Echter, hierbij geldt wel het minimum van 1500 kilocalorieën wanneer je zelfstandig, zonder externe hulp van bijvoorbeeld een diëtist, afvalt. Anders is het namelijk onmogelijk om voldoende voedingsstoffen binnen te krijgen. Wanneer je tien procent van je gewicht hebt verloren, ga je tien procent meer eten dan dat je gewend was toen je aan het afvallen was. Op die manier val je minder snel af maar wen je alvast aan meer voedingsinname. Na nogmaals tien procent van je gewicht te hebben verloren bekijk je of je op je streefgewicht zit. Wanneer je nog niet op je streefgewicht zit, kun je deze energie-inname behouden. Wanneer je al wel je streefgewicht hebt behaald kun je weer wat meer gaan eten (tot het aantal calorieën wat je eerder hebt berekend) zodat je weer leert te stabiliseren. Uiteindelijk is het de bedoeling om zoveel energie te consumeren dat je niet meer afvalt maar ook niet meer aankomt. Dit kun je opnieuw berekenen aan de hand van de veertig dagen waarin je twintig metingen doet, zoals eerder beschreven. Op deze manier breng je je nieuwe energiebehoefte in kaart.

Het beste dieet

Toen ik gewichtsconsulent was, werd het mij vaak gevraagd wat het beste dieet is, zowel voor afvallen als aankomen (want daar kun je ook een dieet voor volgen!). Eigenlijk bestaat het beste dieet niet. Elk dieet is namelijk goed, mits deze maar goed en trouw wordt gevolgd. Daarnaast gaan mensen vaak de fout in door hun voedingspatroon slechts tijdelijk aan te passen terwijl het bij een dieet meer de bedoeling is om voor langere periode het nieuwe voedingspatroon aan te wenden. Uiteindelijk kan elk dieet het beste dieet voor jou zijn, zolang dit maar bij jouw als persoon past en zolang je het betreffende dieet maar trouw blijft volgen. Immers kun je het dan gemakkelijk blijven volgen waardoor je afvalt, op gewicht blijft of aankomt. Het is maar net wat jouw doel is. Wanneer je je doel hebt bereikt hebt, kun je wat soepeler omgaan met het dieet en af en toe wat afwijken. Zolang alles met mate gebeurt. Wanneer je testosteronmedicatie gebruikt zou ik willen adviseren om dit pas aan te gaan wenden op het moment dat je met je medicatie is gestabiliseerd. Dit omdat dit hormoon erg veel invloed kan hebben op je verzadiging en eetlust. Daardoor zou het trouw volgen van je dieet in gevaar kunnen komen en dat zou zonde zijn van je poging. Bovendien ontmoedigt dit je voor de volgende poging. Het doet er dus niet toe of je een dieet volgt wat een algehele energiebeperking kent of juist een koolhydraatbeperking en dan meer eiwitten of het vermijden van verzadigde vetstoffen. Uiteindelijk gaat het erom dat je gewicht verliest wanneer je overgewicht hebt, al dan niet door begeleiding van een gewichtsconsulent of diëtist.

Plastische chirurgie

Vanaf mijn puberteit heb ik borstvorming. Eerder werd dit altijd geweten aan mijn overgewicht. Nadat ik in 2005 flink was afgevallen had ik eindelijk een gezond gewicht, desondanks bleef ik de borstvorming behouden. Ik heb nog geprobeerd om het met fitness te verminderen, maar de borsten bleven. Toen in oktober 2011 het syndroom van Klinefelter werd geconstateerd, viel ook dit deel op zijn plaats. Eindelijk misschien wel, want het syndroom van Klinefelter biedt mogelijkheden om in aanmerking te komen voor plastische chirurgie.

Op 27 december 2011 was het zover: ik had na verwijzing van mijn endocrinoloog een afspraak gekregen bij de plastisch chirurg. Daar werd mij verteld of deze iets voor mij kon betekenen en op welke wijze. De eerste vraag was in de eerste minuut beantwoord: ja, de plastisch chirurg kon wat voor mij betekenen. Vervolgens heeft ze aan de borstvorming gevoeld en gekeken wat mogelijk was bij mij. Het was duidelijk dat inmiddels een cup A borst was gegroeid die voornamelijk uit klierweefsel bestond, wat dus vanaf mijn puberteit al is ontwikkeld in mijn borsten. En dat is dan ook niet meer weg te drukken met testosteronmedicatie omdat het klierweefsel inmiddels te ver ontwikkeld is. Er kon op twee manieren worden geopereerd. De ene methode is om de tepel eraf te halen. Vervolgens wordt van binnenuit het borstweefsel verwijderd. Voordeel hiervan is dat je een relatief klein litteken hebt. Het nadeel van deze methode is dat je geen gevoel meer in de tepel hebt. De andere methode is om de tepel te laten zitten, maar rondom de tepel een snede te maken. Vervolgens wordt onder de tepel naar beneden en onder de borst een halve snede gemaakt. Ik zie dat dan voor mij als een "ankervorm". Het voordeel van deze methode is dat mogelijk het gevoel in de tepel behouden blijft. Bewust gebruik ik het woord mogelijk, omdat de tepel ook bij deze methode nog kan afsterven en dan heb je alsnog geen gevoel meer in je tepel. Daarnaast is het een voordeel dat ze via deze methode alles beter kunnen verwijderen, zodat het helemaal plat wordt. Het nadeel van deze methode is dat je een groot litteken overhoudt.

Het was een goed gevoel dat ik overhield aan mijn bezoek aan de plastisch chirurg overhield. Maar er was nog één probleem. Plastische chirurgie kost geld. Veel geld en het verwijderen van borstweefsel is geen ingreep die standaard wordt vergoed vanuit de basisverzekering. Daarom moest mijn plastisch chirurg een verzoek doen bij de zorgverzekering om de operatie te vergoeden. Ze benoemde de operatie "een amputatie als gevolg van een chromosomale afwijking", wat bij mij dus het geval is. Het is een totale verwijdering en de borstvorming is ontstaan door het vrouwelijk chromosoom, al klinkt het wat heftig als je het zo leest. Ik dacht, dat moet haast wel doorgaan. Tot ik een brief kreeg van de zorgverzekeraar.

Drie weken na de afspraak bij de plastisch chirurg, kreeg ik een brief van de zorgverzekering. Of ik ook aanvullende gegevens wilde sturen waaronder mijn gewicht, lengte en wat ik eerder heb gedaan om het probleem van borstvorming te verminderen, al dan niet via medicatie. Ook wilden ze dat ik foto's meestuurde. Tenslotte moest ik motiveren waarom ik een operatie zou willen. Oef, dat had ik niet zo verwacht. Zeker omdat ik op het moment van het schrijven van dat verzoek, volgens de meter van de Body Mass Index, overgewicht had. Daardoor had ik het idee van "dan gaan ze daar deze operatie op afwijzen, gewoon omdat je dan te zwaar zou zijn". Ik had besloten om het zo uitgebreid mogelijk te beschrijven. Want het zijn niet alleen de borsten die mij in de weg zitten, maar ook een lading emotie. Mijn borsten staan onder andere voor een puberteit vol ontwijkingen zoals niet naar het zwembad gaan, omdat ik daar werd aangekeken door de borstvorming, of op het voortgezet onderwijs dat jongens niet van mijn borsten af konden blijven, dat ik in relaties tot vrouwen het altijd wel moeilijk vind om me bloot te geven en door de omvang ook denk dat ik minder kans maak op een relatie met een meisje. Dit heb ik bijvoorbeeld ook gevraagd in een vragenlijst, die ik eerder in dit boek aanhaalde. Daarin gaf 89% van de jonge vrouwen aan dat ze het erg vinden als een jongen borstvorming zou hebben. Dat was mede een reden om echt te gaan voor plastische chirurgie. Ik zat er zelf natuurlijk al mee, maar als dat zodanige vormen aanneemt dat het een mogelijke relatie in de weg kan gaan zitten is het eigenlijk een optelsom. Ik wil er van af, hoe dan ook. Dit heb ik zo goed mogelijk verwoord naar de zorgverzekeraar samen met de foto's die ik meestuurde. Naast foto's van de borstvorming had ik ook foto's meegestuurd van een paar jaar geleden toen ik nog slanker was, in een strak shirtje, waar de borstvorming ook wel degelijk in te zien was. Dit om gewoon écht te bewijzen dat ik borstvorming heb, vrouwelijke borstvorming. Niet veroorzaakt door overgewicht.

Na ongeveer anderhalve week kreeg ik een brief van de zorgverzekeraar. Eigenlijk voordat ik weer in huis was, had ik de brief al open gescheurd en las dat er een machtiging werd verleend om de operatie te starten. In mijn huis aangekomen heb ik gelijk gebeld naar mijn moeder. Zij moest natuurlijk als eerste het nieuws weten en daarna heb ik direct al mijn naasten een sms'je gestuurd. Wat niet zo praktisch voor mij was, is dat ik kort daarna een ontspannende massage moest geven want dat ging niet zo goed meer. Ik was gewoon op dat moment te blij om nog ontspannen te masseren.

Na de massage heb ik gelijk het Universitair Medisch Centrum Groningen (UMCG) gebeld die de machtiging had aangevraagd en gevraagd: hoe nu verder? Ik werd met dit nieuws op de wachtlijst gezet. Het was eind januari en ik zou waarschijnlijk ergens april of mei geopereerd kunnen worden. Wederom afwachten dus.

Anesthesist

Op 27 maart mocht ik bij de anesthesist komen. Deze gespecialiseerde arts kijkt enkel en alleen naar de verdoving tijdens een operatie. Toen ik binnen kwam moest ik eerst een vragenlijst invullen met betrekking tot mijn gezondheid. Ik dacht: waarom alweer een vragenlijst van gegevens die reeds bekend zijn. Ik denk dat de verschillende afdelingen van het ziekenhuis daar nog onvoldoende in samenwerken als dit de standaardprocedure is. Daarna moest ik even langs de verpleegkundige, zij mat mijn lengte, mijn gewicht en gaf mij een folder over de verschillende verdovingsmethoden. Ik vond de verpleegkundige wat apart moet ik zeggen. Ze ontving me niet door een hand te geven en was naar mijn gevoel erg afstandelijk. Ze deed gewoon haar werk en verder moest ik maar niets meer of minder doen. Daarna moest ik weer wachten, alleen nu op de anesthesist die mij nog even moest zien. Na een minuut of vijf werd ik door hem opgeroepen en kwam hij de vragenlijst doornemen, waar niet bijzonders op te vinden was. Ook luisterde de anesthesist nog even naar mijn hart en longen en legde de verdovingsmethode uit die hij ging toepassen, namelijk onder algehele narcose. Ondanks dat er verschillende methoden zijn, wordt er altijd gekeken naar de duur van de operatie en die werd bij mij ingeschat op twee uur, waarbij de narcose eigenlijk de enige optie is. Al zou ik daar zelf ook wel voor hebben gekozen; gewoon even lekker slapen en zonder tieten wakker worden. Nou, ideaal!

Ook stelde ik hem wederom de vraag wanneer de operatie zou gaan plaatsvinden, want dat was nog steeds onbekend op het moment dat ik bij de anesthesist kwam. Helaas kon hij mij dat ook niet vertellen. Zijn gezondheidsverklaring is een half jaar geldig en de operatie vindt dan ook plaats binnen een half jaar. Tja, daar heb ik dus nog steeds niets aan. Het bleef een kwestie van wachten en de verschillende partijen spraken elkaar ook nog tegen. Afdeling planning van de plastische chirurgie gaf eerst rond mei aan, terwijl het later juni of juli zou worden, en de plastisch chirurg die eigenlijk niet de planning doet, zei weer dat het meestal binnen twee maanden na het bezoek aan de anesthesist bezoek is. Eigenlijk komt het erop neer dat het ziekenhuis niet weet wanneer je aan de beurt bent, maar allerlei vage indicaties geeft omdat je er dan toch naar vraagt. Al is dat naar mijn gevoel nog wel beter dan helemaal niets weten. Maar dat het zo vaag is maakt het ook lastig, lastig om voor jezelf te plannen. Zoiets als: zal ik nog op vakantie gaan deze zomer? Nee, dat zit er even niet in want je weet nu nog niet wanneer je onder het mes gaat. Enige tactiek die ik voor mezelf bedacht had is gewoon wekelijks het planningsbureau bellen en misschien dat ze er dan vanzelf zo flauw van zijn dat ze me een plekje eerder op de lijst zetten. Al zit dat waarschijnlijk vooral in mijn hoofd.

Een periode van lang wachten ging erover heen. Wachten en wachten en de nodige frustraties hierover uiten bij mijn naasten. Bijna wekelijks belde ik het planningsbureau van de plastische chirurgie waarbij ze bij het horen van mijn naam en stem inmiddels ook al wisten wie ik was en soms zonder na te kijken aangaven dat er nog geen datum bekend was.

Op 19 juni belde dan ineens het planningsbureau zelf. Ze waren erachter gekomen dat de combinatie van de twee chirurgen die mij in eerste instantie zouden opereren, zo goed als onmogelijk in te plannen bleek en het nog wel een jaar zou kunnen duren dat zij beiden gelijktijdig beschikbaar zouden zijn. Ze hadden dus de vraag of ik het goed zou vinden als een andere chirurg, die een kortere wachtlijst heeft, de operatie zou gaan verrichten. Daardoor zou ik dan al binnen drie weken terecht kunnen. Daar hoefde ik dus niet heel lang over na te denken en ik gaf al aan dat ik dat liever heb. Ik was het wachten zat en als er dan de optie komt om eerder bij een andere chirurg plaats te krijgen dan vind ik dat alleen maar prima.

Vanaf dat moment moest ik ook de noodzakelijke acties ondernemen. Gelukkig waren mijn klanten vanaf het begin al op de hoogte gesteld van het feit dat ik mogelijk geopereerd zou worden maar dat de datum tot dusver onbekend was. De klanten zijn dan ook zo spoedig mogelijk geïnformeerd over de operatie en later ook nog eens uitgebreider. Tijdens mijn afwezigheid zouden collega mijn massagepraktijk waarnemen, waardoor klanten met spierklachten die niet kunnen wachten, bij een betrouwbaar adres uit konden komen. Daarnaast moesten alle zakelijke relaties ingelicht worden over de definitieve datum en de periode van afwezigheid. Al met al zou ik toch wel twee maanden mijn werkzaamheden als masseur totaal niet kunnen uitvoeren. Als masseur doe je namelijk vooral fysieke inspanning vanuit de borstspieren en schouderspieren. Dit betekent dat wanneer zo'n gebied geopereerd is het eerst moet herstellen en dat er vervolgens een periode erna komt waarbij de belastbaarheid van zo'n gebied weer vergroot moet worden. Volgens de chirurg die de operatie in eerste instantie zou doen zou het wel een half jaar kunnen duren voordat ik weer net zo'n belastbaarheid heb als voor de operatie. Althans, voor mij als masseur dan. Voor iemand die kantoorwerkzaamheden doet, zal de herstelperiode een stuk korter zijn.

Het moment dat zowel de klanten als zakelijke relaties waren ingelicht, gaf mij ook veel rust. Het was nog even de tijd uitzitten, drie weekjes wachten en dan ervoor gaan. Het voelde als opluchting dat ik nu de operatiedatum wist, maar ook wel spannend. Niet zo zeer dat ik angstig was voor de operatie maar spannend omdat ik zo benieuwd was naar de resultaten. En spannend omdat ik toch eigen ondernemer ben en nu voor het eerst in zes jaar tijd een maand mijn bedrijf moet stopzetten. En voor een ondernemer is een eigen bedrijf eigenlijk net als een soort kindje waar je normaal gesproken 24 uur per dag, 7 dagen per week mee bezig bent. Dan is het toch spannend om hier even afstand van te moeten doen.

De dag van de operatie

Op de dag van de operatie voelde het eigenlijk heel raar. De nacht ervoor liep ik nog te woelen van spanning, wat overigens een positieve spanning was bij mij. Maar op de dag van de operatie ging er eigenlijk niets anders dan rust door me heen. Ik ging samen met mijn ouders naar het ziekenhuis en moest mij melden bij het dagoperatieve behandelcentrum van het UMCG. Daar moest ik even wachten tot een verpleegkundige mij zou komen ophalen.

Toen ze me eenmaal had opgehaald, gingen we naar de verkleedruimten en voordat ik me ging omkleden vertelde de verpleegkundige wat me die dag te wachten stond zodat ik voor mezelf een beeld ook kreeg. Ik was als eerste aan de beurt dus dat scheelde ook weer; er was daardoor namelijk geen uitloop van mijn tijd. Ze vertelde me dat ik twee tabletten paracetamol kreeg om alvast de juiste paracetamolspiegel te krijgen om alvast bezig te gaan met de pijnbestrijding. Verder kon ik daar mijn operatiekleding aantrekken en speciale slofjes. Mijn eigen kleding (met uitzondering van het ondergoed) moest in een koffer en die ging de hele tijd met mij mee als het ware.

Toen ik mijn operatiekleding eenmaal aan had moest ik nog even wachten. Terwijl ik bij mijn ouders de spanning van het gezicht aflas was ik zelf toch bijzonder rustig. Ik had zo'n gevoel van "laat maar komen". Ik weet niet hoe lang het heeft geduurd, maar ik schat dat ik ongeveer een kwartier heb gewacht tot de anesthesistassistente mij kwam halen en op weg naar de operatiekamer mij nog enigszins gerust stelde door met mij te praten. Ik wilde eigenlijk zo doorlopen maar mijn moeder floot me nog even terug of ik haar geen kus nog wou geven... Nou, vooruit dan maar, hoort erbij. Dus daarna echt naar de operatiekamer. Daar moest ik nog even wachten op de chirurg terwijl ik werd aangesloten aan de medische apparatuur om mijn hartslag, bloeddruk en het zuurstofgehalte in het bloed te meten. Ook kreeg ik het infuus in de ader van mijn hand, waardoor daar de medicatie in vloeibare vorm kon worden toegediend.

Na enkele minuten kwam ook de chirurg en die maakte een mooie tekening op mijn huid hoe de borsten lopen. Vervolgens werd er een zogeheten "time out" doorlopen. Tijdens deze time out vertelt de chirurg wat voor operatie er wordt gedaan, welke complicaties verwacht worden, hoe hij te werk gaat en mij nogmaals vraagt of ik alles begrepen heb en of ik nog vragen heb. Dit wordt ook door een supervisor (die alleen toekijkt en dus niet actief bijdraagt aan de operatie) gevolgd en beschreven. Ik geloof dat dit rond half 9 's ochtends was.

Daarna werd begonnen met de operatie. Wat inhield dat de anesthesist zei dat ze een pijnstillend middel in het infuus deed en dat ik daar wat duizelig van zou kunnen worden. Dat klopte ook. Maar ik was in mijn beleving ook al gelijk weg op het moment dat het pijnstillend middel in het infuus werd ingebracht. Eigenlijk vanaf dat moment weet ik dus ook niet echt hoe de operatie is verdergegaan.

Rond kwart over elf 's ochtends werd ik weer wakker op de uitslaapkamer, ook wel de recovery genoemd. Dat ging langzaam, maar wat ik zo opvallend vond is dat ik mijn bril al weer op mijn neus had en me als eerste afvroeg op welke locatie in het ziekenhuis ik was en hoe het kwam dat ik ineens zo goed kon zien. Ze hadden blijkbaar mijn bril weer opgezet. Ik was nog niet helemaal bij, dat had zeker nog wel een uur nodig. Intussen werd mij gevraagd of ik pijn had en een cijfer eraan kon geven tussen de 1 en 10, waarbij de 1 geen pijn was en 10 dat je het uitschreeuwt van de pijn. Dus ik gaf aan dat het toen een 4 of 5 voor mij was omdat ik een drukkend gevoel ervoer. Dus daar had ik wat voor gekregen, waar ik nog even op verder kon dutten. Toen ik een uur wakker was en ook inmiddels wat meer praatjes kreeg, mocht ik door naar de volgende ruimte wat ze de gastenruimte noemde.

In deze ruimte mogen ook ouders of anderen bij je komen. Aangezien mijn ouders er nog niet waren, vroeg ik aan de verpleegkundige als eerste mijn mobiele telefoon om dan maar naar mijn ouders te bellen dat ik inmiddels in die ruimte was en dat ik weer bij was. En natuurlijk heb ik mijn sociale netwerken ook gelijk geüpdate dat ik weer bij was. In dezelfde ruimte kreeg ik ook weer eten en drinken. Waarbij de test natuurlijk is of ik het eten en drinken wel binnen zou houden, alvorens ik naar huis zou mogen. Daarna kwam ook de anesthesist weer langs om te vragen hoe het ging, ik vertelde haar meteen dat ze die ochtend had gelogen: het was namelijk geen pijnstillend middel, maar ik zou al gaan slapen. Wel met een dikke knipoog natuurlijk.

Uiteindelijk heeft het nog tot een uur of drie geduurd voor de chirurg bij mij kwam. Hij vertelde dat de operatie goed was gegaan zoals hij verwachtte van tevoren. Hij had in totaal 1530 gram weggehaald aan vocht, vet en klierweefsel en dat ik twee weken niet zwaar mocht tillen en 6 weken niet mocht sporten of masseren. Toen kreeg ik uiteindelijk het ontslag. Ik kreeg nog een recept mee voor pijnstillende medicatie (Oxynorm en Diclofenac) voor in de dagen na de operatie. Nadat deze waren opgehaald ging ik met mijn ouders mee naar hun huis, waar ik een paar dagen zou blijven om te kunnen herstellen. Al had mijn moeder wel graag gezien dat ik twee weken bij haar zou blijven vond ik dat niet zo'n geweldig idee dus het was uiterlijk 3 nachten na de operatie.

Op de dag van de operatie was de eetlust ver te zoeken. Ik heb eigenlijk twee boterhammen in het ziekenhuis gehad en bij mijn ouders ook nog iets van een bolletje maar verder ook niet. Volgens mij is dat vrij normaal na een narcose. Ook bestond die dag nog uit veel slapen, maar dat is ook gunstig. Wanneer je slaapt kan het lichaam zich richten op het herstel. De oxynorm die ik als pijnstiller had meegekregen was een morfineachtige stof, dus ik had besloten die de eerste nachten te gebruiken zodat ik in elk geval de nachten relatief goed door zou komen zonder wakker te worden van de pijn. Dat is ook gelukt, gelijk de eerste nacht heb ik zo goed als helemaal doorgeslapen.

De eerste twee weken na de operatie

De eerste dagen na de operatie sliep ik nog veel. Het lukte me niet om de hele dag vol te krijgen maar ik vermoed achteraf dat het ook kwam door de oxynorm die dat veroorzaakte. Toen ik daar namelijk vanaf de 4^e dag vanaf was, kon ik al een dag beter en langer volhouden en dan is het bij mij een simpel optelsommetje dat het daarmee samen zou hangen. Ik heb eigenlijk ook geen pijn gehad tijdens deze dagen. Eigenlijk is dat ook zo goed als onmogelijk, immers je wordt zo verdoofd met de medicatie en die krijg je dan ook nog eens mee naar huis. Dagelijks moest ik 4000 mg paracetamol nemen, 150 mg diclofenac en 5 mg oxynorm, al heb ik na de 4^e dag ook de oxynorm laten vallen en ben ik de pijnstillers geleidelijk gaan afbouwen, zodat ik ook er weer aan kon wennen om alles te kunnen voelen en niet over mijn eigen grenzen te gaan. Ondanks dat ik geen pijn voelde, althans het niet als pijn ervoer, was de gehele borstkas wel beurs en had zo'n beetje alle kleuren van de regenboog. Daarnaast merkte ik ook dat ik bepaalde dingen beter niet kon doen. Van die dingen die je eigenlijk uit gewoonte altijd wel doet, maar nu gewoon niet zo slim zijn. Zo laat ik bij het eten vaak mijn bord op de borstkas rusten, terwijl het bord dan onder de kin zit. Maar nu was dat niet heel slim: het was namelijk zo gevoelig dat ik maar van dat ben afgeweken. En dingen als "even snel wat pakken" was ook niet heel gunstig. Het is allemaal nog zo beurs, dat een gekke onverwachte beweging, erg gevoelig is. Ook zo'n voorbeeld wat minder goed ging was dat ik gewend was om iets in de binnenzak van mijn jas te stoppen, via de borstkas in de binnenzak te laten glijden. Dat was heel gevoelig, net als de jas aantrekken, dat deed ik dan maar in stapjes omdat het anders niet zo goed ging. En dat zijn eigenlijk allerlei dingen die je uit gewenning zo tussendoor doet, maar eigenlijk niet goed kunt.

En ik vond slapen echt een ramp. De eerste dagen deed ik dat wel, maar meer vanuit vermoeidheid. Echt lekker liggen zat er niet in voor mij. Ik ben namelijk gewend om op mijn buik in te slapen maar dat kon simpelweg niet omdat dit druk gaf op mijn borstkas. Dan maar op mijn zij liggen. Dat wilde ook niet omdat ook de zijkant van de borsten met liposculptuur op vorm is gemaakt. Dus ik moest wel op mijn rug gaan slapen, ondanks dat het voor mij niet de meest comfortabele houding was. En dat ging ook wel een tijdje goed maar dan probeerde ik toch naar een zijkant toe draaien... Uiteindelijk heeft het ruim een week geduurd voordat ik weer op een zij kon liggen. Al was dat niet geheel pijnloos, zoals ik dat gewend was. Maar ja, dat vond ik beter dan heel lang wachten tot ik kon inslapen.

Daarnaast vond ik de jeuk ook irritant, maar goed: alles wat heelt aan huid, dat jeukt. Ik had eigenlijk liever pijn gehad dan jeuk, want voor de pijn had ik een pakket aan pijnstillers meegekregen en die zou ik dan wat kunnen verlichten. Na een dag of vijf vond ik de jeuk wel erg veel worden dus ben ik voor een extra bezoek bij de huisarts geweest. Die heeft toen de steriele pleisters rondom de tepels verwijderd en vervangen door gaasjes. Hier schrok ik toch wel een beetje omdat mijn linker tepel, niet helemaal mooi geheeld was op dat moment en een wondje bevatte. De rest van de tepel en mijn rechter tepel waren met een soort hechtpleisters naar binnen toe vast geplakt en ik omschreef dat maar als twee zonnetjes die rondom mijn tepels zagen en mooi schenen voor de nieuwe Romano.

De gaasjes moest ik dan elke dag verschonen en de eerste keer ging dat al niet helemaal goed want ik nam een stuk huid mee bij het verschonen en ik trok het dus elke keer kapot. Nadat ik dat twee keer had verschoond besloot ik het ziekenhuis te bellen voor een afspraak op de poli. Ik was er simpelweg niet gerust op en het is nogal wat als je elke keer een gat, van ongeveer een centimeter doorsnede, steeds weer open trekt om het schoon te kunnen houden. Dus negen dagen na de operatie had ik nog een extra bezoek bij het ziekenhuis. De waarnemende plastisch chirurg gaf juist aan dat het heel mooi aan het hechten was, maar dat ik voor de wondverzorging beter vette gaasjes kon gaan gebruiken, die de chirurg mij voorschreef. Prima! Dat werkte ook een stuk beter. Er bleef nog wat wondvocht hangen in de gaasjes, maar ik maakte minder kapot van de nieuw gevormde korst en kon het gaasje netjes vervangen. De wondverzorging hield in dat er eerst 1 laagje vet gaas kwam en daarop nog een katoenen gaasje die dan het wondvocht kon absorberen. Dat was in elk geval al beter om de wond goed te verzorgen.

Controleafspraak na twee weken

Na twee weken had ik een controleafspraak in het ziekenhuis waarbij de wond weer gezien werd. Dat vond ik wel prettig omdat ik al eerder voor een extra bezoek naar het ziekenhuis was gekomen. Nu kon weer beoordeeld worden of de manier van wondverzorging wel goed ging. Echter voor ik zelf aan de beurt was, liep die afspraak gigantisch uit. Ik was pas drie kwartier later aan de beurt, dus dat was wel minder. Maar dus uiteindelijk wel aan de beurt en toen vroeg de verpleegkundige hoe het was gegaan. Dus ik zei tegen haar: "Ik denk niet goed; er zit namelijk een gat in mijn borst.". We gingen ernaar kijken en zei ze al meteen; ik vraag de arts gelijk ernaar te kijken. Daarna kwam de plastisch chirurg, die alle kamertjes van de verpleegkundigen daar afliep.

Die constateerde ook al dat er een gat in mijn borst zat, ja dat wist ik al en dat het gat ongeveer een centimeter doorsnede was, maar dat het ook heel normaal is bij dit soort operaties. Ik vond het zelf wat raar dat het mij niet van tevoren was verteld dat ik een gat in mijn borst kon krijgen door deze operatie, maar goed. Daarna werden ook de hechtpleisters verwijderd door de verpleegkundige en ik vroeg toch om nog een gaasje te krijgen op mijn linker borst, omdat het tot nu toe steeds wel lekte in het gaasje. En aangezien ik op dat moment een wit compressiehemd droeg, leek het me niet zo'n goed plan om eventueel vrijgekomen wondvocht in mijn witte compressiehemd te laten druppelen. Wat ook fijn was, nu de hechtpleisters eraf waren mocht ik weer douchen. Dat is wel iets wat ik miste in die periode van twee weken dat ik het echt droog moest houden. Daarna kon ik weer naar huis.

Herstel na de controleafspraak

Na de controleafspraak ging het herstel weer verder, ik mocht weer douchen en dat ging de eerste keer ook gelijk goed. Het was wel een gapend gat, maar dat was niet anders. De tweede avond ging het douchen wat minder goed. Ik was de wond aan het schoonspoelen, zoals het mij verteld was hoe ik dat moest doen, en na enige tijd kwam er ineens rode vloeistof vanuit de wond

over mijn lichaam lopen. Dus ik schrok enorm en eerste wat ik ook dacht was: ik moet hier onder de douche vandaan, want dit zal wel niet goed zijn. Dus eerst een vriendin gebeld om te vragen wat ik moest doen. Het was namelijk vrijwel na het douchen en droogmaken wel gestopt. Toch heb ik voor de zekerheid de huisartsenpost gebeld met de vraag wat ik moest doen. Moet ik de verzorging verder aanhouden zoals eerder voorgeschreven was? Uiteindelijk kreeg ik de dienstdoende huisarts aan de telefoon. Daar heb ik mijn verhaal alsnog verteld en kreeg uiteindelijk als antwoord dat er waarschijnlijk wat wondvocht in combinatie met een milliliter bloed en natuurlijk het water, gelijk een straal rode vloeistof veroorzaakte en dat het vaak gezien wordt bij dit soort operaties. Gelukkig kon de dienstdoende huisarts zich nog wel voorstellen dat je je dan wezenloos schrikt. Dus moest ik het gewoon blijven verzorgen met een vetgaasje en een normaal gaasje. Maar als het echt nog veel lekte zou ik er nog meer gaasjes op kunnen doen en werd als alternatief nog genoemd om een maandverband erop te plakken die het absorbeert. Maar dat zag ik mezelf nog niet doen, naast het feit dat ik niet zou weten waar ik dat zo vandaan moest halen na tien uur 's avonds.
Ik was in elk geval weer gerustgesteld en kon weer gaan slapen.

De dag erna toen ik weer ging douchen, zat de schrik er nog goed in. Dus heb ik heel voorzichtig en schoon gespoeld, nadat ik met hartkloppingen de douchekop gebruikte om de wond schoon te spoelen. Dat ging gelukkig weer goed en die ene bloeding die zich heeft voorgedaan, is eigenlijk ook de enige geweest onder de douche.

In de loop van de weken ging het herstel ook steeds beter. Dat is natuurlijk ook de bedoeling. Al was het open gaatje het grootste probleem. Dus drie weken na de operatie heb ik de aanpak zelf veranderd. Ik besloot twee laagjes van het vette gaas te gebruiken, omdat ik bij een enkel vet gaasje toch steeds wat nieuw gevormde korst weghaalde. Ondanks dat een vet gaasje er wel voor zorgt dat je het gaasje makkelijker kon verwijderen, was dat toch onvermijdelijk. Dus de eerste dag na deze invoering, was het resultaat al goed. Er zat een stuk minder wondvocht in het gaasje en ook het loshalen van het vette gaasje van de wond ging een stuk makkelijker! Nadat ik het drie dagen op deze manier had gedaan zat er zelfs amper nog een kleur van wondvocht op het vette gaasje en na nog eens drie dagen, vier weken na de operatie, ben ik nog overgegaan naar een gewoon gaasje omdat er alleen maar een korstje op zat. Uiteindelijk heeft het in totaal ongeveer vijf weken geduurd voor het gaatje helemaal dicht groeide.

Gedurende het herstel was naast het gaatje, wat de nodige aandacht vroeg, natuurlijk ook het algemene welzijn steeds beter aan het worden. Ik ging met name wandelen omdat ik niet mocht fietsen of sporten. Door te wandelen kwam ik toch nog ergens en deed ik wat aan mijn beweging, zodat in de totaal zes weken rust mijn conditie niet gigantisch achteruit ging. Daarnaast ben ik gewoon niet iemand die stil kan zitten, dus ik besloot om wel dingen te gaan doen. Voorbereidingen op de opstart van mijn massagepraktijk na de operatie bijvoorbeeld. Ook heb ik tijdens de herstelperiode een aantal keer toch massage uitgevoerd, alleen om te kijken hoever ik was in mijn herstel en hoe mijn conditie er voor stond. Daarnaast had ik het geluk dat ik geopereerd ben in de zomer. Dan is het sowieso al rustiger in de massagepraktijk omdat veel mensen op vakantie zijn. Daarnaast, voor mijn eigen vermaak, zijn er ook meer mensen weer thuis waardoor ik weer wat meer tijd had voor mijn sociale contacten. Al vermeed ik hele drukke plaatsen, omdat het borstweefsel nog wel gevoelig was en als er maar iemand tegen aan drukt, het al erg onaangenaam is. Al ging dit in de loop van de weken wel beter, omdat de gehele borstkas natuurlijk steeds minder beurser werd.

Resultaat

Uiteindelijk ben ik erg blij met het resultaat van de operatie. In de eerste plaats omdat de borstvorming mijn grootste schaamte was. Daarnaast is het ook makkelijker om mannenkleding te vinden die niet gelijk het borstweefsel benadrukt. Het litteken is zo gemaakt dat het lijkt alsof het nog bij de tepel hoort, al is het na de operatie nog een tijd een stuk roder dan de tepel zelf natuurlijk. Door deze methode lijkt het na verloop van tijd net een stuk van de tepel en valt het minder snel op dat daar ooit een operatie heeft plaatsgevonden. Kortom, ik ben heel erg blij met de resultaten, die ook op deze en de volgende pagina's te zien zijn.

Foto's voor de operatie

Vooraanzicht:

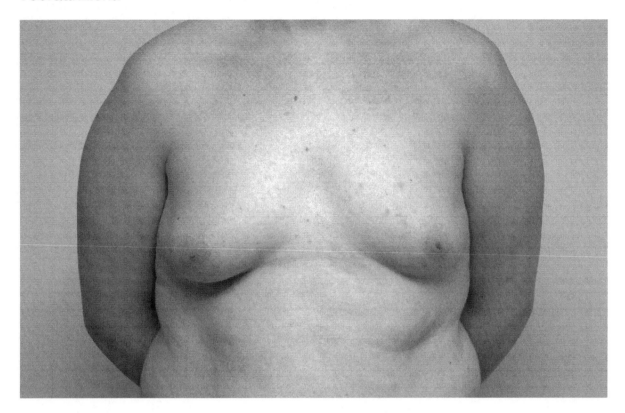

Zijkant links:

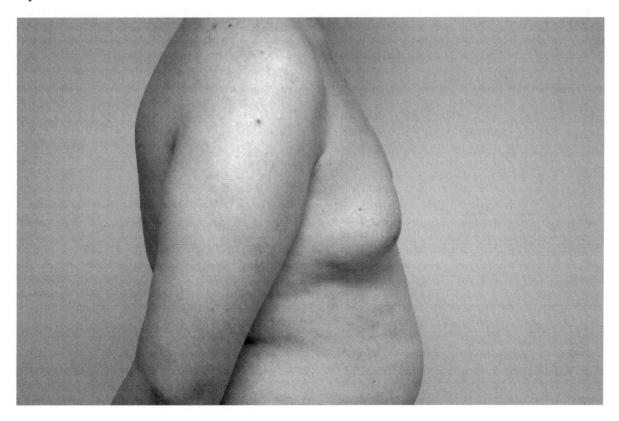

Zijkant rechts:

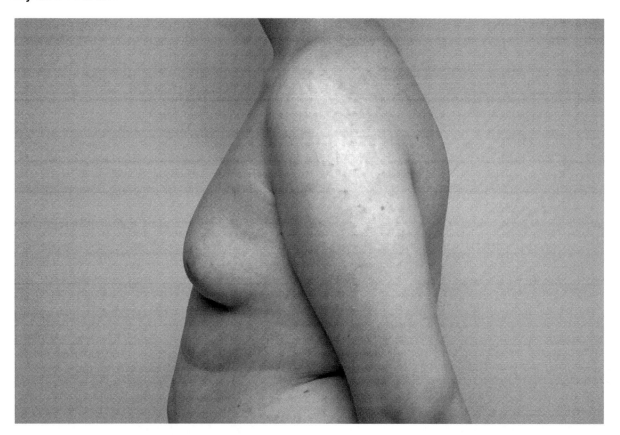

Eén achtste ingedraaid links:

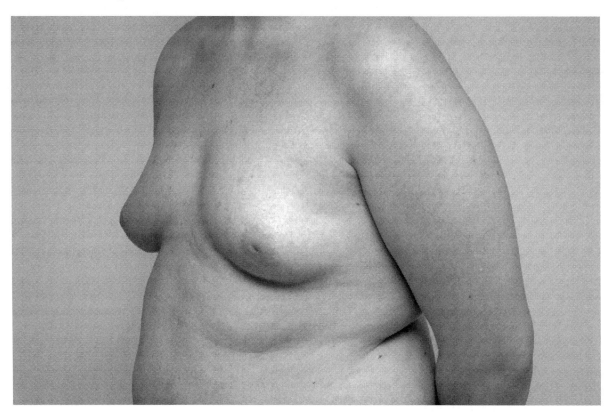

Eén achtste ingedraaid rechts:

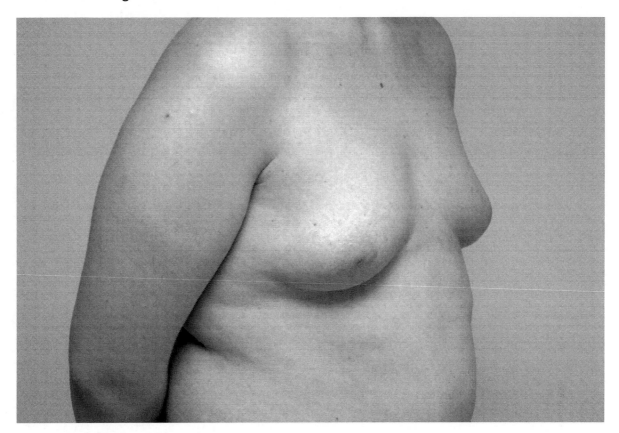

Foto's na de operatie

Vooraanzicht:

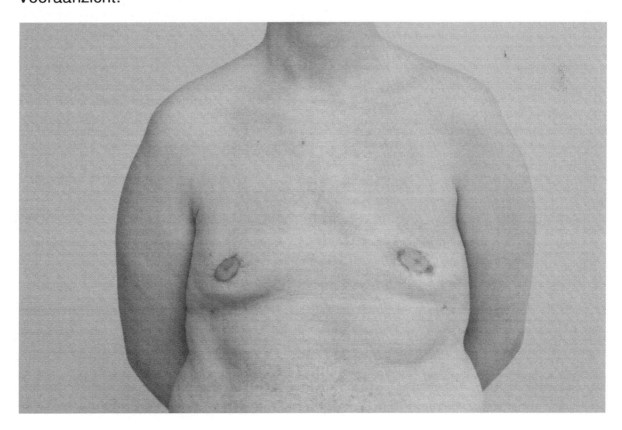

Zijkant links:

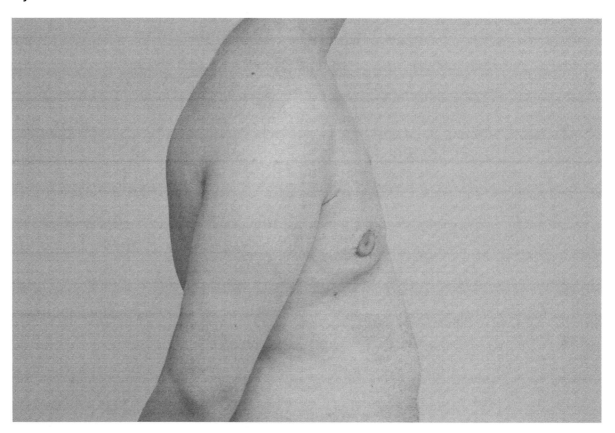

Zijkant rechts:

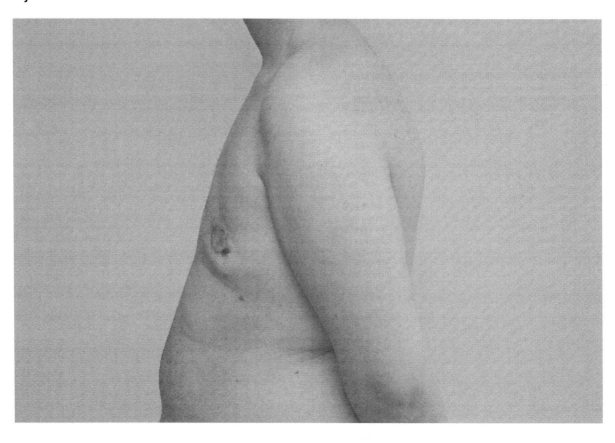

Eén achtste ingedraaid links:

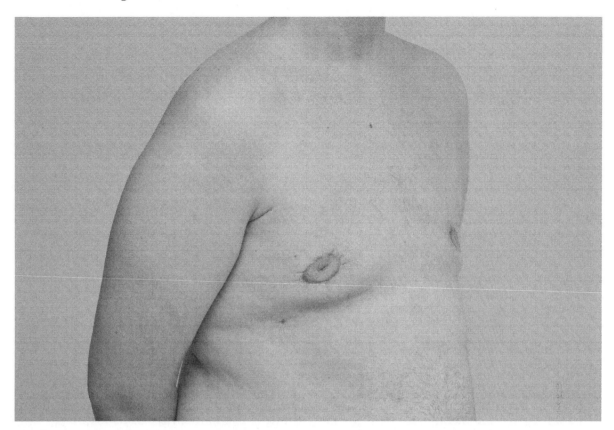

Eén achtste ingedraaid rechts:

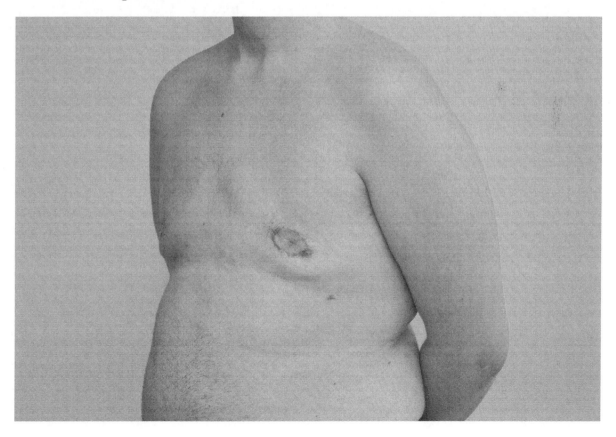

Slotwoord

Het slotwoord, het laatste hoofdstuk van het boek dat ik heb geschreven. In eerste instantie schreef ik dit boek om alle informatie voor mezelf te verwerken en de stappen te nemen voor een nieuw begin, een begin waarbij het syndroom van Klinefelter een onderdeel is van mijn leven. Het boek is eigenlijk meer geworden dan alleen mijn verhaal over hoe ik na de diagnose met alle dingen omging die bij het syndroom van Klinefelter horen. Het boek is geschreven vanuit het perspectief van mij als jongere en die thema's bezit het ook. Bij sommige thema's vroeg ik me ook af, moet dat wel in dit boek? Gaat het andere jongeren aan hoe het bij mij zit? Ik heb op verschillende punten in dit boek nog wel gedacht: moet ik dit vertellen? Moet ik vertellen wat mijn gedachten zijn? Moet ik mijn exen wel vragen om mee te werken aan dit boek? Moet ik seksualiteit wel gaan behandelen? Moet ik me wel zo bloot en kwetsbaar opstellen? Er zijn heel wat vragen van mijzelf uit en naar mijzelf toe. Elke keer als ik weer op zo'n kwetsbaar punt zat, stelde ik mezelf maar één vraag: "Wat heb ik te verliezen?" En eigenlijk was het heel simpel. Als ik eerlijk tegen mezelf kon zeggen: "weinig of niets", dan moest ik het gewoon doen. Ik ben nu eenmaal wie ik ben, en dat zal niet gaan veranderen omdat iemand anders dat niet leuk aan mij vindt.

In de loop van de periode kwam er steeds meer informatie bij. In mijn eerste kriebelingen had ik een beetje globaal in een brainstorm bekeken welke onderwerpen ik in het boek wilde, welke ik belangrijk vind en nog belangrijker misschien: waar op dat moment informatie over ontbrak specifiek voor jongeren. Want waar ik ook mijn eerste indrukken over het syndroom van Klinefelter kreeg, het ging vooral over mannen die een relatie hadden, samenwonend of soms al getrouwd. Maar voor single jongeren was geen informatie beschikbaar, niet op het gebied van relaties, niet op het gebied van seksualiteit. Dus dat was een thema dat er hoe dan ook in zou komen. Ik vond het thema seksualiteit zelf ook het meest lastig omdat het enorm dicht bij mij kwam en natuurlijk superpersoonlijk is. Omdat er geen publieke informatie was over deze thema's besloot ik ook een enquête te houden onder jonge vrouwen tot ongeveer 35 jaar, om zo inzichtelijk te krijgen hoe partners ermee om zouden gaan wanneer hun vriend het syndroom van Klinefelter zou hebben. Hierdoor kon ik nuttige tips meegeven in het boek "Ik en mijn Klinefelter".

Per toeval kwam ik tijdens mijn zoektocht ook op hele andere thema's terecht, die ik in het begin helemaal niet in samenhang zag met het syndroom van Klinefelter. Zo was het in mijn eerste brainstorm totaal niet de bedoeling om in dit boek het te hebben over het thema overgewicht. Echter bleek juist bij een studie dat het syndroom van Klinefelter nauw samenhangt met overgewicht. Dat was de reden dat ook dit thema in het boek moest komen.

Ondanks dat het schrijven van sommige hoofdstukken lastiger was dan dat van andere, heb ik vooral doorgezet. Niet alleen voor mijzelf vind ik dat fijn, maar vooral omdat de informatie handig kan zijn voor andere jongeren met het syndroom van Klinefelter. Het is naar mijn idee een compleet boek geworden, dat uitgaat van de jongere. Daarnaast denk ik dat, wanneer je als jongere een partner krijgt, dit boek je partner verschillende informatie geeft en ondersteunend kan zijn bij het gesprek met je partner. Ook over de lastige thema's zoals hoe je makkelijk kunt uitleggen wat het syndroom van Klinefelter is, je medicatiegebruik en hoe je je onvruchtbaarheid ter sprake kunt brengen.

Ik moet toch een groot aantal mensen bedanken, die ervoor hebben gezorgd dat ik dit boek in deze vorm kon gaan schrijven. In eerste instantie wil ik graag mijn ouders, familie en vriendinnen bedanken. Niet alleen voor het beantwoorden van mijn vragen, maar ook als steun en toeverlaat op het moment dat ik het lastig had en met mijn eigen ik aan het worstelen was. Ook moet ik mijn ex bedanken die wilde meewerken aan dit boek en de antwoorden de vragen wilde geven. De 144 vrouwen die deel hebben genomen aan de enquête die van belang was in het hoofdstuk relaties en seksualiteit.

Daarnaast wil ik een speciale dank vragen aan een tweetal dames, die hebben lopen zweten om dit boek ook daadwerkelijk tot een boek te maken en alle teksten hebben nagekeken op spelling en grammatica, voordat deze definitief gedrukt werden. Daarom een speciale dank aan Karlijn Janssen en Lea van den Berg.
Tenslotte moet ik dank uitspreken naar de fotograaf Fred Blomsma van Graphic Design (www.grades.nl), die voor het hoofdstuk plastische chirurgie foto's heeft gemaakt van voor en na de operatie waardoor het hoofdstuk goed fotografisch is onderbouwd.

Nu is het tijd om het boek "Ik en mijn Klinefelter" los te laten. Het boek is af en al mijn stappen voor het omgaan met het syndroom van Klinefelter heb ik beschreven. Natuurlijk ben ik nooit helemaal klaar, er zullen zich altijd weer situaties voordoen die ik graag zou willen delen. Daarom hou ik een blog bij over actuele dingen met betrekking tot hoe ik omga met het syndroom van Klinefelter en de dagelijkse dingen die daarbij komen kijken. Dit is te volgen op: www.ikenmijnklinefelter.nl.

Lotgenoten en naslagwerk

Als je net te horen hebt gekregen dat je het syndroom van Klinefelter hebt, zit je vol met vragen en ga je in deze moderne tijden als eerste googelen wat er over je aandoening te vinden is. Zo deed ik dat ook als eerste, dat ik Wikipedia erbij pakte. Vervolgens ging ik zelf op zoek naar lotgenotencontact en kwam ik terecht op verschillende websites waar je verhalen kunt lezen. Gezien de tijd waarin we leven, verandert er niets sneller dan het internet. Ik zou daarom naast de tips van lotgenoten die je hier vindt, naar persoonlijke verhalen googelen of contact opnemen met de Nederlandse Klinefelter Vereniging (NKV) waar ik later in dit hoofdstuk op terugkom. Naast het lotgenotencontact, vind je in dit hoofdstuk verwijzingen naar instanties en organisaties met betrekking tot de onderwerpen. Ik wil erop wijzen dat dit geen statisch boek is en daarmee dus adressen, telefoonnummers en dergelijke kunnen wijzigen. Het is daarom raadzaam, wanneer je besluit een brief te gaan schrijven, altijd even te kijken of de adresgegevens van de betreffende instantie of instelling nog steeds correct zijn.

Adoptie

Voor vragen over adoptie, dan wel het traject in werking stellen, kun je terecht bij de stichting adoptievoorzieningen. Zij zijn te bereiken via de onderstaande gegevens:

Stichting Adoptievoorzieningen
Postbus 290
3500 AG Utrecht
Telefoonnummer: 030 – 233 03 40
Website: www.adoptie.nl

Depressie

Wanneer je niet lekker in je vel zit, en naar depressie neigt, is het altijd verstandig te gaan praten. Dit kun je in eerste instantie vaak al kwijt bij je huisarts. Soms wil je misschien met iemand in gesprek gaan die wat verder van je staat, heb je hulp nodig die wat uitgebreider is of op tijden dat de praktijk van je huisarts gesloten is.

Vanuit het ziekenhuis waar je in behandeling bent kun je eventueel beroep doen op een maatschappelijk werker die je helpt te kijken hoe je in je sociale omgeving het beste kunt functioneren. Mogelijk word je, in overleg met je maatschappelijk werker, verwezen naar een psycholoog of psychiater. Soms zitten deze in hetzelfde ziekenhuis, soms ook niet.

Daarnaast kan het zijn dat je totaal niet lekker in je vel zit en dat je gewoon wil praten, ook al is het twee uur 's nachts. Dat je zoveel aan het malen bent in je hoofd, dat je gewoon moet praten en negatieve gedachten even moet herordenen. In zulke gevallen kun je terecht bij onderstaande organisaties:

Korrelatie
Telefoonnummer: 0900 – 1450 (15 cent per minuut)
maandag tot en met vrijdag 9.00 – 18.00 uur
E-mail: vraag@korrelatie.nl (24 uur per dag)
Website: www.korrelatie.nl

Sensoor
Telefoonnummer: 0900 – 0767 (5 cent per minuut)
Op dit nummer zijn ze 24 uur per dag bereikbaar
E-mail: hulp@sensoor.nl (binnen 4 dagen antwoord)
Website: www.sensoor.nl

Kinderwens

Wanneer je het syndroom van Klinefelter hebt ben je per definitie ook onvruchtbaar. Uitzondering hierop zou kunnen zijn dat je de mozaïekvariant hebt en daarmee nog wel een testikelfunctie hebt die zaadcellen aanmaakt. Toch kun je nog heel erg zitten met je kinderwens. Daarom kun je hiervoor ook hulp inschakelen. Soms ter ondersteuning omdat je toch nog op een andere manier aan je kinderwens wilt voldoen, soms omdat je juist graag wilt leren omgaan met het feit dat je ongewenst kinderloos bent. In beide gevallen zijn er een tweetal organisaties die hierin een bijdrage leveren.

Fiom (landelijk bureau)
Kruisstraat 1
5211 DT 's Hertogenbosch
Telefoonnummer: 088 – 126 49 00
E-mailadres: landelijk.bureau@fiom.nl
Website: www.fiom.nl
Zie ook de website voor regionale kantoren, die verspreid zitten over heel Nederland.

Freya
Postbus 476
6600 AL Wijchen
Telefoonnummer: 024 – 645 10 88
E-mailadres: secretariaat@freya.nl en vragen@freya.nl
Website: www.freya.nl
Op de website van Freya vind je tevens een chatbox waarbij je met lotgenoten kunt chatten. Hier zijn voornamelijk in de avonduren mensen aanwezig. Richttijd in deze chatbox is tussen 21.00 uur en 22.00 uur.

Klinefelter

Informatie over het syndroom van Klinefelter zelf, kun je objectief verkrijgen (zover dat mogelijk is bij een syndroom) bij de Nederlandse Klinefelter Vereniging. Dat is te vinden via de volgende gegevens:
NKV
Stationsstraat 79G
3811 MH Amersfoort
E-mailadres: nkv@klinefelter.nl
Website: www.klinefelter.nl

Daarnaast bestaat er nog een goed boek over het syndroom van Klinefelter. Dit is algemener beschreven dan dit boek, namelijk Extra XY van de auteur Hellen Kooijman. Het ISBN nummer hiervan is: (978-)90-722191-5-5.

Lotgenoten

Wanneer je net weet dat je het syndroom van Klinefelter hebt is het gewoon heel erg fijn om het met iemand erover te hebben. Waar loop je nu eigenlijk tegenaan? Hoe los je dingen op in het dagelijks leven? Even je verhaal kwijt aan iemand die hetzelfde meemaakt of heeft meegemaakt.

Forum Nederlandse Klinefelter Vereniging
Website: www.klinefelter.nl

Internationaal forum Klinefelter
Website: www.xxytalk.com

Blog over Klinefelter Mozaïek
Website: www.klinefeltermozaiek.nl

Blog en website over het verkrijgen van kinderen via KID (Kunstmatige Inseminatie Donorzaad):
Website: www.kiddroom.nl

Blog "Ik en mijn Klinefelter" (in verlengde van dit boek):
Website: www.ikenmijnklinefelter.nl

Osteoporose

Wanneer je het syndroom van Klinefelter hebt, heb je verhoogde kans op osteoporose (botontkalking). Dit komt doordat testosteron een belangrijke rol speelt bij de aanmaak van botstructuren. Wanneer je informatie wilt over Osteoporose, kun je je wenden tot de onderstaande instantie:

Osteoporose stichting
Postbus 245
3630 AE Breukelen
E-mailadres: info@osteoporosestichting.nl
Website: www.osteoporosestichting.nl

Overgewicht

Klinefelter-mannen hebben in verhouding tot gewone mannen vier keer zoveel kans op overgewicht en de daarbij aanhangende aandoeningen die zich daarbij kunnen voordoen. Het is daarom raadzaam, specifiek met een aandoening zoals het syndroom van Klinefelter, te letten op het gewicht gezien hier een aantal andere stoornissen met betrekking tot stofwisselingen aan vast hangen.

Diabetesfonds
Stationsplein 139
3818 LE Amersfoort
Telefoonnummer: 033 – 462 20 55
E-mailadres: info@diabetesfonds.nl
Website: www.diabetesfonds.nl

Diëtisten Coöperatie Nederland
Bredevoortsestraatweg 66
7121 BK Aalten
Telefoonnummer: 0416 – 560 222
E-mailadres: info@dcn.nu
Website: www.dcn.nu

Nederlandse Hartstichting
Prinses Catharina Amaliastraat 10
2496 XD Den Haag
Telefoonnummer: 070 – 315 55 55
E-mailadres: info@hartstichting.nl
Website: www.hartstichting.nl

Nederlandse Obesitas Vereniging
Oosterweg 82a
6602 HG Wijchen
Telefoonnummer: 0900 – 99 88 99 8 (10 cent per minuut)
Website: www.obesitasvereniging.nl

Nederlandse Vereniging van Diëtisten
De Molen 23
3995 AW Houten
Telefoonnummer: 030 – 635 62 22
E-mailadres: bureau@nvdietist.nl
Website: www.nvdietist.nl

Voedingscentrum
Eisenhowerlaan 108
2517 KL Den Haag
Telefoonnummer: 070 – 306 88 88
Website: www.voedingscentrum.nl

Plastische chirurgie

Wanneer je plastische chirurgie overweegt, is het niet onverstandig je goed te laten voorlichten. Dit kun je doen door bij je endocrinoloog een verwijzing te vragen naar een plastische chirurg. Daarnaast is het verstandig om na te gaan of de plastische chirurg officieel erkend is en aangesloten bij een beroepsvereniging.

Nederlandse Vereniging voor Plastische Chirurgie
Mercatorlaan 1200
3528 BL Utrecht
Telefoonnummer: 030 – 282 39 00
E-mailadres: secretariaat@nvpc.nl
Website: www.nvpc.nl

Pleegzorg

Om pleegouder te worden moet je een heel traject door. De eerste stap daarin is het aanvragen van een informatiepakket waarin je een aanmeldingsformulier vindt. Daarnaast moet je verplicht naar een voorlichtingsbijeenkomst. In elke provincie van Nederland, word pleegzorg door een andere organisatie geregeld. Als overkoepelend orgaan is daarom Pleegzorg Nederland, als onderdeel van Jeugdzorg Nederland, waar je informatie kunt vinden en aanvragen.

Pleegzorg Nederland
Postbus 19134
3501 DC Utrecht
E-mailadres: info@pleegzorg.nl
Website: www.pleegzorg.nl

Seksualiteit

Seksualiteit is intiem en ligt heel dicht bij je. Het is bij problemen dan ook vaak lastig het hier over te hebben. Hulpverleners kunnen hierin bijdragen.

Als jongere tot en met 24 jaar kun je daarbij het beste terecht bij de organisatie Sense. Zij werken samen met verschillende hulporganisaties, zoals de GGD en FIOM. Hier kun je ook terecht op een spreekuur en is veelal gratis. Sense zit verspreid over meerdere locaties in Nederland.

Sense
Keizersgracht 392
1016 GB Amsterdam
Telefoonnummer: 020 – 626 26 69
Website: www.sense.info

Wanneer je ouder bent dan 24 jaar kun je geen gebruik meer maken van de dienstverlening van Sense. Je kunt dan terecht bij je huisarts als je wil praten over je seksualiteit. Daarnaast zou je kunnen overwegen om te praten met een seksuoloog.

Als je een seksuoloog zoekt, kun je een seksuoloog vinden via de Nederlandse vereniging voor seksuologie.
Postbus 113
5660 AC Geldrop
Telefoonnummer: 040 – 280 27 50
E-mailadres: info@nvvs.info
Website: www.nvvs.info

Slaapapneu

Mannen met het syndroom van Klinefelter hebben verhoogde kans op slaapapneu. Wanneer je dit hebt of vermoedt dat je dit hebt, kun je je wenden tot de Nederlandse Vereniging Slaapapneu Patiënten.

Apneu Vereniging NVSAP
Postbus 1809
3800 BV Amersfoort
Telefoonnummer: 033 – 422 40 33
E-mailadres: info@apneuvereniging.nl
Website: www.apneuvereniging.nl

Testosteron

Wanneer je gebruik maakt of gaat maken van testosteron, gaat dit in eerste instantie altijd in overleg met je endocrinoloog in het ziekenhuis. Hij of zij geeft daarin ook de voorlichting over je testosterongebruik en kan de dosering erop aanpassen. De endocrinoloog is daarin het eerste aanspreekpunt, eventueel naast je eigen huisarts. Al kan je huisarts over het algemeen weinig vertellen over de testosteron in combinatie met het syndroom van Klinefelter vanwege het gebrek aan ervaring hiermee.

Toch kan het zijn dat je over de medicatie een vraag hebt die je wellicht aan een ander wilt stellen. Je kunt deze vraag dan neer leggen bij een apotheker bijvoorbeeld, die je vaak goed kan voorlichten over de medicatie die je gebruikt of gaat gebruiken.

Beroepsorganisatie apothekers KNMP
Alexanderstraat 11
2514 JL Den Haag
Telefoonnummer: 070 – 373 73 73
E-mailadres: communicatie@knmp.nl
Website: www.apotheek.nl

Daarnaast kun je contact opnemen met verschillende fabrikanten van testosteron. Gezien dit internationale adressen zijn, behoud ik het hierop slechts op de leverancier en het webadres.

Gels

Tostran
Leverancier: ProStrakan
Website: www.prostrakan.com

Androgel
Leverancier: Besins Healthcare
Website: www.besins-healthcare.com

Testim
Leverancier: Ferring BV
Website: www.ferring.nl

Injecties

Sustanon
Leverancier: Organon Nederland BV

Nebido
Leverancier: Bayer BV
Website: www.bayer.nl

Printed in Great Britain
by Amazon